微整形
自体脂肪移植

主　编　张建强
副主编　蒋　沣　董宏华　姚杰娜
　　　　曹　宇　胡雪莲　韦梅凤

郑州大学出版社

图书在版编目(CIP)数据

微整形:自体脂肪移植 / 张建强主编. — 郑州 : 郑州大学出版社,
2023.2

ISBN 978-7-5645-9271-4

Ⅰ.①微… Ⅱ.①张… Ⅲ.①甘油三脂 - 移植术(医学)
Ⅳ.①R622

中国版本图书馆 CIP 数据核字(2022)第 224041 号

微整形:自体脂肪移植
WEIZHENGXING:ZITI ZHIFANG YIZHI

策划编辑	李龙传	封面设计	苏永生
责任编辑	薛 晗	版式设计	苏永生
责任校对	张彦勤 杨 鹏	责任监制	李瑞卿

出版发行	郑州大学出版社	地 址	郑州市大学路 40 号(450052)
出版人	孙保营	网 址	http://www.zzup.cn
经 销	全国新华书店	发行电话	0371-66966070
印 刷	河南文华印务有限公司		
开 本	710 mm×1 010 mm 1 / 16		
印 张	8	字 数	105 千字
版 次	2023 年 2 月第 1 版	印 次	2023 年 2 月第 1 次印刷

书 号	ISBN 978-7-5645-9271-4	定 价	98.00 元

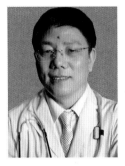

张建强,副主任医师,全国知名脂肪移植专家、整形外科学专家。从事医学美容30多年来,主持完成脂肪移植(面、胸、臀)手术万余例,形成了系统的专业理论和手术方案、规范操作技术。开创性地提出了艺术线条体雕和形体曲线美的概念,将美学、数学、形体曲线美学及线条美学应运到医学美容整形设计中;自体脂肪细胞的"苹果理论""鸡蛋壳现象""五花肉原理"为众多医美整形专家和学者提供了理论基础;在自体脂肪面雕及丰胸、丰臀领域颇具造诣,手术风格以严谨、微创、精细、效果自然著称。

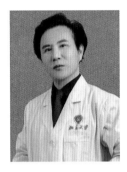

蒋沣,菲律宾太历国立大学博士学位,全国知名医学美容专家。先后担任北京大学美学艺术课程组老师、微整形医师高级研修班培训部主任、中华职教社和职业技术鉴定核心专家、国际科学研究院整形美容客座教授。现任中国微创整形医师学会常务会长、中国管理科学研究院商学院医学美容发展中心执行主任。获得六项整形发明专利、九项美容版权证书知识产权,其中"三位针孔整形技术"于2018年获得国际金奖。2019年荣获中国科学家论坛科技创新奖。

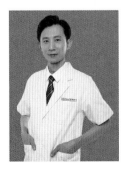

董宏华,中国整形美容协会会员,河北省整形美容协会理事,中国整形美容协会鼻整形美容分会会员,中华医学会整形外科学与重建外科学会员美容整形技术与艺术专业委员会常务委员,美沃斯国际医学美容大会常任组委会委员,石家庄美天医疗美容医院技术院长。

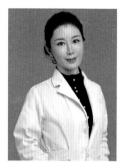

　　姚杰娜,北京大学高级微创整形医师研修班结业,中国微创整形医师学会会员,中国经销商学院公共卫生学客座教授,中华职教社医药实用新技术培训医疗美容微整形注射特聘讲师,中华美业微创整形基地荣誉院长,北京欧尔美医疗美容机构微美设计专家,北京丽景洲际投资有限公司花园桥医疗美容诊所执行董事,北京市妇女儿童基金会理事。

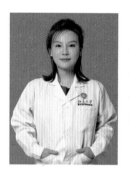

　　曹宇,中国管理科学研究院商学院健康医学美容发展中心副主任,北京大学高级微创整形医师研修班结业,中国微创整形医师学会会员。2019年获得全国美业最佳魅力名誉大使,2020年、2021年连续在全国医学美容论坛获美业名人大奖。

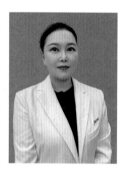

　　胡雪莲,靓莅医疗科技集团有限公司董事长,北京大学高级微创整形医师研修班结业,中国微创整形医师学会常务委员,国际医疗整形美容协会会员,福建省美容协会副会长,2013年荣获中国香港微创美容技术百名精英奖,2019年11月荣获全球最强医疗美容名人大奖。

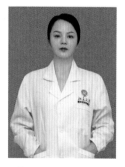

　　韦梅凤,北京大学高级微创整形医师研修班结业,中国微创整形医师学会会员,中国管理科学研究院商学院健康医学美容发展中心微整形学组常务委员。

前　言

自 20 世纪 80 年代末医疗美容被引入我国以来,医疗美容整形技术呈现出快速发展之势。2000 年后微整形风靡一时,一时间各种类型的产品层出不穷,其中也包括许多无证(未经国家市场监督管理总局批准)产品,它们大量流入美容市场;而一些毫无医学常识的人员也成为微整形的操作者,这就使许多求美者长期以来一直遭受着身体和精神的伤害。

经过多年的医美临床实践,自体脂肪移植(填充)解决了许多因产品问题所造成的伤害,2010 年后,自体脂肪移植成为微整形及面部、胸部、臀部整形的主力。但是,由于自体脂肪移植对医生的水平、经验和审美的要求都很高,再加上一些医生因技术和经验的不足,所以在这些年的临床实践中,自体脂肪移植也产生了许多问题。

本书的主编有 20 多年的自体脂肪移植临床实践,成功的脂肪移植手术接近万例。通过归纳总结,作者对自体脂肪移植技术形成了系统全面的理解和体会,对脂肪细胞的结构、特性和功能也都做出了非常清晰的解析和论述。除此以外,作者还首次提出面部线条美学的概念,并对自体脂肪移植的术后管理和注意事项都提出了独到的见解。

作者希望能够通过对自体脂肪移植术前、术中、术后的相关理论、技术、经验和管理的总结,使自体脂肪移植手术更加规范化,从而有效地避免因技术、管理及审美不规范所造成的失误,以造福广大求美者。

编　者
2022 年 8 月

目 录

第一章

微整形概述

一、微整形的发展简史

微整形的开展和发展是在整形外科的基础上发展起来的,美容整形外科在经过了半个多世纪的发展后,于改革开放后的20世纪80年代初进入我国。整形外科在我国早已有开展,如唇裂、先天性无耳和各种先天性缺陷。而美容外科是后来引入的,起始于重睑成形术、眼袋切除术、隆鼻术,随后规模较大的年轻化手术、颌面手术迅猛开展,如大拉皮、下颌等。美容整形外科在我国经过近20年的临床实践,发生了深刻的、巨大的变化,美容整形技术有了很大的提高,美容整形的理论得到了充实,经验得到了积累。

审视20多年中美容整形所走过的路程,它改变了我们的生活,改变了我们的审美观,给我们带来了美丽、年轻、自信,也给我们带来了不少的苦楚和烦恼。由于美容医生的技术参差不齐,甚至一些无医师资格的人介入美容整形行业或一些手术方法和方式存在着风险、瑕疵,致使许多求美者出现手术失败、损伤、后遗症、效果差、手术过程痛苦大、恢复期长等。

对于那些无医师资格证的人员从事美容医师的职业风险更大,但现实中这一类人数量相当多,而且规模做得非常大。一些在国内做得非常大的公司大都有非专业人士操办,他们营销做得非常好但技术却很差，甚至没有技术。对于这些人员我们这里暂时称其为从业人员。

虽然美容业存在着问题和瑕疵，但人们对美的追求是永恒的、刚性的，是任何力量也阻挡不了的。社会的反应、媒体的质疑也是美容行业发展的动力，所以2000年以后，微整形就应运而生。首先引入微整形的第一个产品是奥美定，随后陆续出现爱贝芙、伊维兰、瑞兰、双美、微晶瓷、肉毒杆素、朱碧德、生长肽等。微整形由于它操作简单、操作时间短、恢复期可以忽略不计、损伤极小、疼痛感小、风险小，受到大众欢迎，服务人群也在迅速扩大，短短几年，产品的瑕疵和弊端又露端倪。首先是奥美定，奥美定因其操作简单、维持时间长（体内不吸收）、价格便宜，风靡一时，其主要是注射胸部达到丰胸效果，也有注射面部的，后来国外媒体报道奥美定有致乳腺癌作用，2005年，在我国禁用。在我国致乳腺癌极少有报道，但近些年，通过大量从乳房取奥美定的手术看到，奥美定对组织的破坏，引起的炎症反应是非常大的。面部情况更严重，因为其不易被吸收，面部注射部位常常形成游走性包块，由于炎症反应常造成注射部位局部皮肤变形、变性，影响面容。其他产品同样会引起大量的不良反应，如微晶瓷引起微血栓造成局部皮肤坏死，胶原蛋白、玻尿酸特别是假玻尿酸，引起过敏反应。尤其是生长肽，这几年出现了大量问题，可遗憾的是至今仍有大量不良医生或从业人员在使用，在后面的章节中将有详述。

在这种情况下自体脂肪移植技术，以其风险小、安全性高、效果好、维持时间长等特性，受到了美容界的青睐，并得到了大力的推广。

脂肪移植是一个古老的项目，之所以之前未被广泛应用，是因为技术尚未成熟，脂肪的成活率一直很低。近年来，随着科技的发展，脂肪的分子学、细胞学的研究逐渐成熟，技术和经验的不断完善,脂肪移植的前景非常广阔,这也必将引起微整形美容的深刻变化。本书主要介绍自体脂肪移植到面部和胸部的有关知识,敬请各位读者提出宝贵意见。

二、微整形的现状

进入 2000 年,微整形迅速发展。随着大量注射美容产品的出现和该技术操作简单、操作时间时间短、恢复快的特性,微整形被韩国、我国台湾誉为午间美容或瞬间美容。起初人们对产品的认识不足,使用时还比较谨慎,后来随着时间的推移,使用的人群越来越多,假产品也随之粉墨登场。随着产品使用范围的扩大,不良反应、损伤也逐步扩大。

主要表现为:过敏反应,移动性包块,非移动性过度增生、突起,五官变形,皮肤色斑等。由于产品大多是注射某一个或某两个部位器官,所以这些不良反应大都在局部产生。

奥美定会导致严重的周围组织浸润,笔者为几百例求美失败者做过奥美定摘取手术,通过大量临床手术得出:奥美定因注射部位、层次、个体差异及局部组织的不同,会在人体内产生很大的差异性变化,如同一患者,右侧乳房相对好取,3 个较大的腔隙,挤出较为方便;而左侧乳房则没有固定的腔隙,形成蜂窝状组织增生,每个小蜂窝包裹着一小点奥美定,所以左侧乳房只能把相对较大的蜂窝组织整体取出。

玻尿酸易引起过敏反应,特别是分子较大的玻尿酸。玻尿酸的纯度、杂质含量、杂质成分、防腐剂等都是引起过敏的根源,假产品的反应更大。总体而言,注射的玻尿酸 1 年后会被人体吸收,而局部留有的硬结大多是杂质引起的炎症反应,一般 3 年后消失。

微整形对医生的审美提出了更高的要求。审美对于美容医生来说是必须掌握的技能,但由于我国美容事业起步晚,再加上一些医生急功近利,还有一些无医师资格证的从业人员鱼目混珠,致使我国美容界的美学基础和美学修养不容乐观。

美学是一个美容医生必备的基础学科,正常情况下,美容医生医学与美学的重要性各占50%,这也是美容医生区别于其他科医生的重要标志。

什么是美?对于美容学来说人体美应该分4层:①面部、体型都要有一定的比例,甚至是一定的造型或一定的数据;②年轻是美的特殊表现,特别是中年以后的人群;③健康也是美的一种表现形式;④流行美,也是一种不可否定的美,也许它与健康或其他上述所列观点相悖,但它却是存在的,如当下流行的骨感。

面部美学分轮廓和局部,轮廓美是面部整体轮廓的造型。如鸭蛋形脸、瓜子脸、"V"形脸、"U"形脸。局部美是某一器官的美学标准。如双眼皮、隆鼻、切眉等。当然面部的美学绝不仅仅包括这些,面部的松垂、皱纹、凹陷、皮肤色质等都是影响面部美的重要原因,也是面部美学的研究对象。

影响面部轮廓美的主要原因有4点。①凹陷:占面部问题的35%左右。②松垂:占面部问题的25%左右。③皱纹:占面部问题的25%左右。④皮肤色质:占面部问题的15%左右。这些只是个大概估量,绝不是精确数字,因为不同年龄段所出现的问题差别很大。如30岁以下年轻人常常局部问题占第一位,皮肤问题占第二位,凹陷占第三位;中年人凹陷占第一位,皱纹占第二位,松垂占第三位;而老年人松垂占第一位,凹陷占第二位,皱纹占第三位。

自体脂肪移植是个老项目,近几年,随着脂肪移植技术的不断提高和完善,自体脂肪美容发展迅速。该项技术风险低、持续时间长、效果自然美观,深受求美者欢迎。但脂肪移植对医生的技术水平要求较高,操作技术要细致入微,可是大多数医者却达不到要求,导致这项技术很难得到推广。另外,一些没完全掌握技术的医务人员急功近利,仓促开展项目,导致手术失败、效果差、短时间内完全吸收等现象,使得脂肪移植的口碑和认可度大打折扣。因此,每一位美容医生,如果想要开展此项技术,都应认真学习有关脂肪移植的基础知识,虚心学习、进修,不断总结经验,才能把该美容项目推广扩大,给广大求美者带来福音。

三、微整形所用的材料

1.玻尿酸　又称糖醛酸、透明质酸、琉璃糖碳基酸,基本结构是由双糖单位 D-葡萄糖醛酸及 N-乙酰葡糖胺组成的高级多糖类。它是目前世界上最接近人体成分的玻尿酸产品,在注入皮肤后可完全生物降解,在我国最常用的玻尿酸是瑞兰玻尿酸。

(1)优点:①效果明显,快速有效且疗效相对自然。②安全系数高,2003 年率先获得美国食品药品监督管理局(FDA)认证,2009 年正式获得中国国家食品药品监督管理总局(SFDA)认证。③简单安全,快速有效,马上就可以看到效果,不影响日常活动。④稳定性好,可稳定地留于注射部位,保湿及除皱效果持久。

(2)缺点:①维持时间短,一般维持 6 ~ 8 个月,甚至更短。②有过敏的风险,玻尿酸人工合成本身就可引起过敏,因制剂中加有少量防腐剂更易引起过敏。③效果自然性不理想,与人体组织的相容性还是有些差别;注射后,注射部位与相邻组织的衔接易出现不自然现象。

2.胶原蛋白　胶原蛋白(也称胶原)是细胞外基质的一种结构蛋白质,胶原蛋白是动物体中普遍存在的一种大分子蛋白,主要存在于动物的结缔组织(骨、软骨、皮肤、腱、韧等)中,占哺乳动物体内蛋白质的 25% ~ 30%,相当于体重的 6%。许多海洋生物,如鱼类的皮,占其蛋白质含量甚至高达 80% 以上,对机体和脏器起着支持、保护、结合及形成隔界等作用。除了生物力学方面的功能外,还具有诸如信号转导、生长因子与细胞因子的运输等功能。畜禽源动物组织一直是人们获取天然胶原蛋白及其胶原肽的主要途径。双美是最常用的注射用胶原蛋白。

（1）优点：①保湿，胶原蛋白含亲水性的天然保湿因子，而且其本身的三螺旋结构能强劲锁住水分，让皮肤时刻保持湿润、水嫩的状态。②滋养，它能保持角质层水分及纤维结构的完整性，改善皮肤细胞生存环境和促进皮肤细胞的新陈代谢，增强血液循环，达到滋润皮肤的目的。③亮肤，皮肤的光泽取决于含水量，胶原蛋白良好的保水能力使皮肤水润亮泽、有光彩。

（2）缺点：①维持时间短，大概1年左右。②因其是动物体组织直接提取的制剂，易引起过敏反应。③易引起皮肤的色斑。④效果不自然。

3. 骨粉 骨粉主要是指羟基磷灰石，因而其生物相容性良好，无毒、无致畸、无致敏及无致癌等不良反应。但其操作要求有一定的技术和技巧，结贴骨膜注射效果好，近年发现许多注射部位不正确，在组织间注射，易导致畸形、组织间硬块，难于修复。另外本产品易引起感染，有的术后1年甚至更长时间会出现感染。

4. 微晶瓷 微晶瓷是一种生物软陶瓷，其主要结构与成分为羟基磷灰石钙，而羟基磷灰石钙正是骨头和牙齿的基本矿物成分。由于羟基磷灰石钙不能直接注入人体，因此，必须把它悬浮于基本由水和甘油构成的凝胶状载体，形成半固体植入，方便注射。由于以上成分特点，使得微晶瓷具有良好的生物兼容性与生物可分解性。

（1）优点：①维持长效，与常用的如玻尿酸等注射式植入剂相比，微晶瓷的维持效力长，在大多数的经验者中，疗效可达到24个月以上。②安全系数高，微晶瓷生物兼容性更佳，不会对人体产生毒性和过敏反应，一般不需要在治疗前进行皮肤测试。③具有可分解性，在注射进入组织后，微晶瓷中的赋形凝胶在数个月内会被溶解吸收,新生组织包围微晶瓷晶球,再经过一段时间,微晶瓷晶球也会慢慢地经由正常的新陈代谢吸收。

(2)缺点:①易引起微血栓是其产品致命的缺点,引起微血栓后果很严重,若不及时处理,会导致皮肤坏死。②易引起感染。③自然性效果差。

5. 生长肽 干细胞活性因子、细胞生长因子、活性肽、表皮细胞生长因子、碱性成纤维细胞生长因子、酸性成纤维细胞生长因子、神经细胞生长因子等,生长肽是以上这些物质的混合物。具有刺激细胞生长活性的细胞因子,能引起细胞肥大和增生、细胞突的生长并使各种细胞的代谢增强。

本产品不应该成为美容注射产品,因为它是一种不确定性的组织增生剂,注射后能发挥什么样的效果(能长多高),是受注射部位、浓度、层次和个体情况而定,笔者曾见到 1 例,注射双侧太阳穴,其结果为一侧过分增长,成鼓包,另一侧无任何变化。大多数求美者注射后皮肤颜色变红,仔细观察有红血丝。注射组织变硬,特别是下巴,过度增长的例子比比皆是。

6. 聚左旋乳酸 其作用原理是聚左旋乳酸可以刺激皮肤生成新生的成纤维细胞,新生的成纤维细胞在聚左旋乳酸的刺激下,分泌合成胶原,并由生长因子根据皮肤的情况,调节分泌合成的速度和剂量,从而使皱纹消失,皮肤嫩化,毛孔变小。还可以用于组织凹陷部位的填充,持续时间比玻尿酸和胶原蛋白长。

缺点目前尚未通过国家市场监督管理总局批准、有过敏性、注射部位易红肿、自然性效果差。

7. 肉毒杆菌素 肉毒杆菌素在美容方面,主要是用来去除动态的皱纹(如皱眉纹、鱼尾纹、抬头纹)及瘦咬肌,它的作用是可以阻断神经末梢分泌能使肌肉收缩的乙酰胆碱,达到使肌肉麻痹的效果。

常见的动态皱纹包括抬头纹、鱼尾纹、脸颊纹以及颈纹。去除动态皱纹的原理，是将收缩造成皱纹的肌肉麻痹掉，使肌肉不收缩，连带的也去除了皱纹。一般在注射后三四天就可以看到效果，一周后效果就很明显。效用期为 3~6 个月，平均 4 个月。

缺点：维持时间短；仅用于皱纹和瘦咬肌，不可用于凹陷；过量会中毒。

四、自体脂肪与其他产品的区别

自体脂肪移植是通过提取自身的脂肪细胞，将其按照预定的部位移植过去并保证成活，使其在移植部位稳定生长代谢的过程。

与其他产品相比：

（1）其他产品是非自体组织所以有抗原性；自体脂肪细胞因其是自身组织，所以无抗原性。

（2）其他产品是人工合成的化合物或人工生产的生物制剂，所以其他产品只在于是否被人体吸收，不存在成活。而细胞移植是细胞间的移位，必须保证细胞的存活，否则为不成功。

（3）其他产品进入体内后，与体内的免疫系统、局部组织、代谢系统都存在着反应，甚至是严重的反应。而脂肪移植是与局部组织融合稳定，与机体在组织系统间不存在反应。

（4）其他产品的最终结果是被机体吸收，代谢出体外。脂肪细胞将长期在局部稳定地生长代谢。

因此与其他产品相比自体脂肪移植的优越性非常明显。安全性是其他产品无法比拟的，无过敏、无皮肤红斑、无硬结；其持续时间可达终身；其效果的自然性也是最好的。但自体脂肪移植要求医生的技术水平高，操作相对复杂；恢复时间相对长，一般需要 2~3 天。

总之，自体脂肪移植是目前唯一比较理想的微整形方法。

第二章

脂肪细胞

正常情况下,成年人的脂肪组织是由脂肪细胞和周围基质成分(胶原纤维、毛细血管、成纤维细胞、免疫细胞等)组成的。脂肪组织中50%的细胞成分为脂肪细胞,体积约占96%。其余为其他组织约占4%。

脂肪组织广泛分布于皮下,骨骼肌之间、腹腔、内脏、骨髓腔也有分布。微整形所涉及的脂肪,仅限于皮下脂肪,所以我们这里只探讨皮下脂肪,其他的脂肪组织不予详述。

皮下脂肪分浅层脂肪和深层脂肪。浅层脂肪分布于全身,在腹部、腰部、臀部、大腿部较厚;深层脂肪仅存在于某些特定的部位,一般分布于腹部、腰部、臀部、盆腔等。微整形也基本不涉及皮下深层脂肪。

有些学者把脂肪细胞分为白色(黄色)脂肪组织和棕色脂肪组织,认为黄色脂肪组织广泛分布于全身皮下,棕色脂肪组织分布于人体某些特殊部位,所以我们这里只探讨黄色脂肪。

在电镜下,黄色脂肪细胞呈圆形、椭圆形或多边形,细胞内含有一大脂肪滴,将非脂类胞质和胞核挤向边缘。脂肪细胞周围基质成分由胶原纤维、弹力纤维、基质细胞(巨噬细胞、肥大细胞、成纤维细胞等)及神经、血管结构组成。多个脂肪细胞被纤维组织隔包裹为脂肪小叶,纤维隔起支持和间隔脂肪小叶的作用。在某些部位,脂肪组织被浅筋膜包裹分隔为深浅两层(图2-1)。

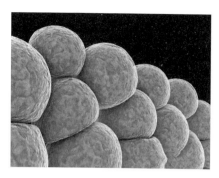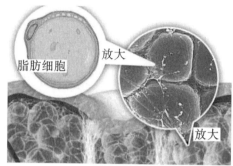

脂肪细胞

放大

放大

图 2-1　电镜下脂肪细胞

一、脂肪细胞特征

正常成人每个人体的脂肪细胞总数大体相同(大约有 300 亿个),但不同的人及同一个人不同的人体部位,脂肪细胞的大小差别很大。比如:如果瘦人的脂肪细胞像绿豆那样大,那么特别肥胖的人的脂肪细胞就像蚕豆那样大。

1. 脂肪细胞的结构　脂肪细胞呈圆形、卵圆形或多边形,细胞内有一大脂肪滴(球),将脂肪的细胞核和非脂类胞质挤向边缘。脂肪细胞周围基质由胶原纤维、弹力纤维、基质细胞及神经、血管组成(图 2-2)。

脂肪细胞常见的有两类:①单泡脂肪细胞,细胞中央有一大脂滴,胞质呈薄层,位于细胞周缘,包绕脂滴。②多泡脂肪细胞内散有许多小脂滴,线粒体大而丰富,核圆形,位于细胞中央。

脂肪细胞是人体最大的结缔组织细胞,其变形能力大于任何细胞,自身体积可扩大 10 ~ 1 000 倍,不能分裂增殖,脂肪细胞在缺血和营养不足的情况下,可释放胞内的脂质成分,逆分化为前脂肪细胞。

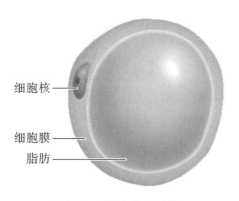

细胞核——

细胞膜——
脂肪——

图2-2 脂肪细胞的结构

2.脂肪细胞的功能 脂肪细胞的主要功能为储存能量并向其他组织提供能量,另外还有一些功能是不被常知的功能,如参与脂肪代谢、调节免疫细胞、促进脂溶性维生素的吸收。除此之外,脂肪细胞还有以下几个重要功能,特别对于面部来说,是非常重要的。

(1)支撑:人体全身各个部位的皮下都有一层脂肪,这层脂肪的主要作用就是支撑,对皮肤和其他组织起着承上启下作用。对于面部来说尤为重要,面部皮下脂肪的流失,直接导致面部皮肤的松垂,进而衰老。面部脂肪的流失都是由上至下。一部分脂肪的消失,是由脂肪细胞衰老、破损造成的,年龄越大,衰老破损的脂肪细胞越多,脂肪细胞缺损越多,失去支撑越重,松垂越厉害。

脂肪细胞的消失是一个漫长的过程,主要是由于脂肪干细胞(脂肪成体干细胞)的衰减造成的,一般情况下,一个脂肪功能细胞分裂55代后将凋亡。脂肪干细胞每分裂一个细胞都是从0位开始的,换言之,脂肪干细胞每产生一个脂肪细胞,它就能分裂55代。在脂肪组织中每时每刻都存在脂肪细胞的凋亡,同时也有脂肪干细胞分裂补充,达到动态平衡。但随着年龄的增长,脂肪干细胞的数量、质量都在逐渐减退,补充能力随年龄增加越来越差,最后导致脂肪细胞减少、消失。

另一部分是由于重力的影响,脂肪由面颊部移位到两侧下颌骨旁,最后堆积在两侧面颊的下部,显得臃肿。

(2)营养:脂肪细胞对皮肤的营养是通过3个途径来实现的:一是直接提供营养,脂肪所含的亚油酸、亚麻酸等不饱和脂肪酸能直接营养皮肤;二是脂肪细胞通过对皮肤的基底层、真皮层和其他组织层的营养,使每个组织细胞功能达到良好的发挥,如促进胶原蛋白、玻尿酸的分泌来实现。三是脂肪细胞本身也分泌皮肤营养物质,这些营养物质都对皮肤的色、质起着重要作用。

(3)保护:皮下脂肪细胞对下层组织肌肉、神经、血管都起着缓冲隔离作用,对这些组织器官起着重要的保护作用。当遭到外力损伤时皮肤和脂肪像铠甲,能抵挡、缓冲和吸纳外力的破坏,从而使其他组织免受损伤。

(4)增加皮肤的弹性、丰润:脂肪组织皮肤的丰满、细嫩、手感、皮色、活动度、面部的轮廓、毛发的营养都起着极其重要的作用。

3.脂肪细胞的特点

(1)脂肪是人体最大结缔组织细胞,呈球形、卵圆形或多边形,其变形能力极大,自身体积最大可扩张 1 000 倍。

(2)耐缺氧是脂肪细胞的又一大特点。在常温下,脂肪细胞缺血、缺氧 3 ~ 4 个小时,一旦恢复细胞的血液供应,细胞成活不受影响。比神经细胞、肌细胞的耐缺氧性高 20 倍。

(3)易成活也是脂肪细胞具备的一个特点,脂肪细胞在人体的任何组织间都能成活。

正因为脂肪细胞的这一特性,是人体细胞移植的理想材料。

二、脂肪细胞的代谢

1.脂质的合成　脂肪细胞中储存能量的主要物质是甘油三酯,这个过程是长链的脂肪酸进入脂肪细胞内被酯化后形成甘油三酯。脂肪酸来源于小肠吸收食物中或机体中转化而来的进入血液循环的甘油三酯裂解产物。这些产物进入脂肪细胞内,在脂肪细胞内,脂肪细胞的滑面内质网上将脂肪酸、甘油及甘油一酯酯化为甘油三酯,甘油三酯形成微小的脂滴,并逐渐与细胞中心的大滴融合,使脂肪细胞增大,形成脂肪细胞的细胞质。

2.脂质的分解 激素敏感脂肪酶是经典的脂肪分解反应限速酶。脂肪细胞内甘油三酯通过3步反应逐步水解为甘油和游离脂肪酸,释放入血液供其他组织利用,此过程称为脂肪分解或脂肪动员。通常认为脂肪分解反应主要由两种脂肪酶催化,即激素敏感脂肪酶和甘油一酯水解酶,前者主要水解甘油三酯和甘油二酯,后者水解甘油一酯。

3.脂肪组织的血液供应 脂肪组织含有丰富的血供,每个脂肪细胞至少有一条毛细血管相连,最终汇集于脂肪小叶间隔内小动脉。与其他组织不同,脂肪组织很少有知名的供应血管,而是由邻近器官组织的较大血管发出众多细小的血管进入脂肪组织。脂肪组织这种特殊的血液供应方式与其功能有关。脂肪组织的主要功能是储存和供应能量,吸收和释放脂质均需通过血液循环,密集细小的血管网可以有效地转移脂质。脂肪组织这种血液供应方式决定了脂肪移植时必须确保组织具有良好的血供,才能保证其存活率。

三、脂肪干细胞

干细胞存在于人体所有组织细胞中,脂肪中含有大量的间质干细胞,间质干细胞具有体外增生及多重分化的潜力,能运用于组织与器官的再生与修复中。

干细胞具有自我更新复制的能力,能够产生高度分化的功能细胞(组织中的功能细胞)。成体干细胞在其中起着关键的作用。在特定条件下,成体干细胞或者产生新的干细胞,或者按一定的程序分化,形成新的功能细胞,从而使组织和器官保持生长和衰退的动态平衡。

人体的衰老、皱纹的出现,究其根源实质上都是细胞的衰老和减少。而细胞的衰老和减少则是由干细胞老化引起的。

干细胞是各种组织细胞更新换代的种子细胞,是人体细胞的生产厂。干细胞族群的老化严重减弱了其增殖和分化的能力,新生的细胞补充不足,衰老细胞不能及时被替代,全身各系统功能下降。

四、人体脂肪细胞的分布及功能

1.面部脂肪　面部皮下脂肪的分布有较大的差异,可以分为多脂肪区、少脂肪区和极少脂肪区。多脂肪区位于峡部和颌下区,是面部脂肪抽吸的区域。少脂肪区包括颊区和耳垂下、乳突下区两个区域。极少脂肪区位于口轮匝肌、眼轮匝肌、额肌表面以及鼻背表面,这些区域几乎没有皮下脂肪组织分布,真皮与肌纤维直接相连,是脂肪抽吸的禁忌区。鼻唇沟是面中部多脂肪区与无脂肪区的分界线。鼻唇沟的外上方属于多脂肪区,内下方是无脂肪区。

皮下脂肪量的分布差异与面部骨骼轮廓一起构成了面部脸型的变化,也是面部充填年轻化的基础。多脂肪区的适度凸起,渐向少脂肪区和极少脂肪区的适度凹陷,构成了脸型曲线高低起伏,质地饱满的动态美感曲线。

2.胸部脂肪　胸部无局部脂肪蓄积,但浅筋膜脂肪的肥大可导致多个沿肋骨走向的带状凸起,最上方的脂肪带延伸至腋窝。侧胸壁的浅层脂肪组织增厚可影响腋窝、乳房的形态。女性乳房所含的脂肪组织对雌激素敏感。此外,乳腺组织对乳腺的脂肪组织有诱导作用,青春期后在上述因素的作用下,乳房开始发育,形成特有的半球形。

3.腹部脂肪　腹部皮下脂肪分上腹部和下腹部,两部分脂肪组织结构不同。上腹部分为顶层、套层和筋膜层 3 层,而下腹部分为顶层、套层、筋膜层及筋膜下层 4 层。筋膜下层脂肪组织在消瘦者不明显,但在肥胖者极为明显。

腹部皮下脂肪的细胞颗粒,一般比身体其他部位的皮下脂肪组织的细胞颗粒要大得多(特别是对于肥胖者来说),腹部的脂肪细胞在机体的主要功能是储存能量,女性腹部的皮下脂肪比男性要多,男性腹内容物的脂肪要比女性多,如肠系膜、大网膜等,一般认为腹部膨出和下垂有 3 个方面的原因:①腹部皮下脂肪组织肥大增生;②腹腔内容物增生;③腹壁肌肉松弛。

4.上肢脂肪　上臂的浅层脂肪较厚,呈环状肥大。上臂内侧最薄,后部有一层较薄的深层脂肪。东方人易出现蝙蝠状畸形增生,即上臂后内侧脂肪增多、皮肤松垂,相邻的背部、侧胸部皮下脂肪增厚,状似蝙蝠。三角肌有较厚的深层脂肪。

5.臀部脂肪　臀部是人体易发生脂肪堆积的部位之一,臀部脂肪的增生肥大的体积、厚度不如腹部。适当的脂肪堆积会使臀部显得丰满,增强形体的曲线美感。臀部皮肤较厚,浅筋膜也很发达,由富含纤维的脂肪组织形成软垫结构,尤其是女性更为显著。浅筋膜的后下部特别厚,所以在人体坐姿时,这部分软垫样结构起着承受整个躯干重量的作用。

6.大腿脂肪　大腿是女性脂肪蓄积的重要部位,堪称人体的脂肪库。大腿外侧、内侧上部、膝内侧及大腿后侧蓄积较多。大腿皮下层储存一定数量的脂肪既起到储能、保护、支撑的作用,又起到构筑大腿圆润饱满外形、展现柔美线条的需要。大腿的脂肪颗粒细腻,功能与面部的脂肪相近,是面部脂肪移植最理想的材料。

五、人体脂肪功能区域分布

另外需要着重提出的是,人体皮下脂肪细胞在不同的部位和区域所展现的功能也各不同,如皮下脂肪细胞都有储能的作用,但腹部的皮下脂肪细胞的储能作用比其他区域的储能作用要显著得多,腹部皮下脂肪细胞的膨胀率比其他区域的脂肪细胞要大得多。所以我们见到的肥胖者大多数是大腹便便。其实臀部的皮下脂肪也很丰富,我们几乎看不到哪个肥胖者肚子不大而臀部大的。这是因为臀部的脂肪的功能主要以保护和缓冲为主,而腹部的脂肪以储能为主。

当然有些女性的大腿的皮下脂肪也起着重要的储能作用,正所谓梨形体型和心形体型,梨形体型的人腹部与大腿的皮下脂肪细胞都承担着主要的储能作用,而心形体型的人腹部的皮下脂肪细胞承担着主要储能作用。男性除了腹部的皮下脂肪以外,腹腔内的肠内、肠系膜、大网膜都担负着储能作用。

实践证明不管是梨形体型还是心形体型,腹部皮下脂肪的颗粒是最大的,也是甘油三酯含量最高的。因此我们得出结论:腹部的脂肪细胞在面部脂肪移植时不是理想的材料。

脂肪细胞在不同区域的功能划分如下。

1.面部　脂肪细胞主要起支撑、营养作用。

2.胸部　脂肪细胞主要起缓冲、支撑作用,其乳房的脂肪细胞受雌激素的调节,起丰满、支撑、营养和保护作用。

3.腹部　脂肪细胞主要起储能作用。

4.上肢　脂肪细胞主要起保护、缓冲作用。

5.臀部　脂肪细胞主要起缓冲、承重、保护作用。

6.大腿　脂肪细胞主要起保护、营养、缓冲作用。因其脂肪细胞含量大,也是人体的脂肪细胞库。

六、脂肪细胞的内分泌功能

脂肪细胞的功能除了所提到的储能、支撑、保护、营养、缓冲等功能外,同时还是机体一个重要的内分泌器官。现在已证实了脂肪细胞能够分泌十几种因子,有生长因子类、细胞因子类、血管功能相关因子类、脂质蛋白代谢相关的脂蛋白酶、抵抗素、游离脂肪酸等,如白细胞介素、血管紧张素、雌激素、胰岛素抵抗、纤维酶原激活物抑制素、瘦素等。脂肪细胞产生的因子可进入血液循环作用于远处的靶器官,同时也可以自分泌、旁分泌的形式作用于邻近的组织。

第三章

面部组织结构

面部组织结构包括皮肤、浅筋膜、皮下支持韧带、面部肌肉等组织。

一、皮肤

皮肤覆盖于人体体表,是人体最大的器官,并直接与外界环境接触,在口、鼻、肛门、尿道口及阴道等处与体内的空腔黏膜相移行,对维持人体内环境的稳定极其重要。皮肤是人体美的主要载体,是人体容貌的主要组成部分和审美部位。

皮肤由表皮、真皮、皮下组织构成,其中含有血管、淋巴管、神经、肌肉及皮肤附属器(毛发、甲、小汗腺、顶泌汗腺、皮脂腺)等,行使多种生理功能。表皮与真皮的厚度为 0.5 ~ 4.0 mm,存在年龄、部位等较大的个体差异,其中掌跖部最厚为 3 ~ 4 mm,眼睑、外阴、乳房等处最薄,约为 0.5 mm;表皮厚度为 0.07 ~ 1.20 mm。

人体皮肤的颜色因种族、年龄、性别、部位的不同而异。正常皮肤颜色主要由 3 种色调构成:①黑色,主要由皮肤中黑色素颗粒的含量决定。②黄色,取决于皮肤角质层的厚薄及胡萝卜素的含量。任何引起这些因素紊乱的生理性或病理性改变,均能导致皮肤色泽的变化,影响人体美。③白色,黑色素少。

（一）面部组织结构

表皮是人体最外面的一层组织,组织学上属于复层鳞状上皮,主要由角质形成细胞和非角质形成细胞构成,前者由深向浅发生分化和更新,最终形成含有角蛋白的角质细胞,故称角质形成细胞;后者为树枝状细胞,散布于角质形成细胞之间,表皮与真皮的交界面呈波浪状,由表皮伸入真皮部分的表皮脚与真皮伸向表皮的乳头呈犬牙交错式相嵌而成,增加了表皮与真皮之间的连接面积和牢固性。正常人表皮柔软细腻,润泽光洁,构成人体美丽的外表容貌。

皮肤的生理结构

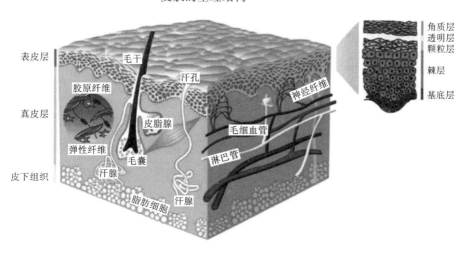

图3-1　皮肤的生理结构

1.角质形成细胞

（1）基底层:即基底细胞层,位于基底膜之上,是表皮最下一层细胞,具有分裂增生能力,故又称生发层。基底细胞呈圆柱形或立方形,单层排列呈栅栏状,其长轴与基底膜带垂直。基底细胞层分裂向上推移并逐渐分化为成熟的角质层细胞,最终由皮肤表面脱落。在正常情况下约有30%处于核分裂期,分裂周期为19天,新生的细胞向上移行进入棘细胞层,并逐渐上移到颗粒层的最上层,约需 14 天,由颗粒层再移行至角质层表面继而脱落,又需 14 天,共约 28 天,正常人表皮细胞的分化维持在适度的比例,使新生的细胞与脱落的角质细胞保持平衡。

(2)棘层:由基底细胞分化而来,位于基底层之上,由 4～8 层多角形细胞组成。细胞表面有许多棘状突起,故称为棘细胞。棘细胞呈多边形,与周围细胞的突起相互连接,形成桥粒。近基底层的棘细胞也可以进行细胞分裂,参与表皮修复。

(3)颗粒层:位于棘层之上,细胞呈梭形或扁平状,其长轴与皮面平行。正常情况下其厚度与角质层厚度成正比,在角质层薄处亦较薄(2～3 层),而在掌跖部位可高达 10 层。颗粒层细胞的特点是核固缩,细胞器溶解,胞浆内含嗜碱性透明角质颗粒,沉积于张力细丝束之间。在颗粒层上部,膜被颗粒移至颗粒层的细胞间隙,可向细胞间释放糖蛋白与磷脂类物质,增强细胞间的黏合性,并有防止水分外渗与渗入的屏障作用。

(4)透明层:位于颗粒层与角质层之间,但仅见于掌跖部皮肤较厚部位,由 2～3 层扁平细胞组成,细胞境界不明,无胞核,胞浆嗜酸性,易被伊红染色,光镜下呈均质并有强折光性,故名透明层。

(5)角质层:由多层的扁平细胞组成,是外皮的最外层。角质细胞的细胞核、细胞器消失,细胞结构模糊,胞膜增厚,胞质中充满张力细丝与透明角质颗粒形成的丝聚核蛋白,即角蛋白。角质细胞已无生物活性,上下重叠排列成板层状结构,其上部细胞间桥粒消失或形成残体,角质层表面的细胞最终脱落成为皮屑,角质层较其下方细胞的含水量大幅减少,含水约 10%。一般部位有 5～20 层,掌跖处可达 40～50 层。角质层板层状的致密结构和细胞间含有的丰富脂质,使其非常坚韧,能够一定程度地防御外界物理性、化学性损害及致病微生物等的侵入,构成了机体第一道天然屏障保护层。

2.非角质形成细胞 非角质形成细胞数量较少,分散在角质形成细胞间。这些细胞不参与角质化,无桥粒,细胞内无张力原纤维,细胞具有较长的树枝状突起是其形态学特点。

(1)黑色素细胞:黑色素细胞约占基底细胞的10%,其数量与种族、肤色、性别无关,而与部位、年龄有关。每个黑色素细胞借助树枝状长胞突向周围基底层和棘层细胞的10～36个角质形成细胞输送黑色素,形成一个表皮黑色素单元。黑色素颗粒可吸收或阻挡紫外线,保护这些细胞核、真皮及皮下组织免受紫外线损伤。黑色素细胞合成与输送黑色颗粒的数量是影响皮肤颜色深浅的主要因素之一。

(2)朗格汉斯细胞:朗格汉斯细胞占表皮细胞的3%～5%,其密度因部位、年龄、性别而异,以面颈部密度较大,掌跖部密度较小。朗格汉斯细胞是一种具有吞噬功能,并可识别、加工处理及抗原的免疫活性细胞,在皮肤接触性变态反应和同种异体皮肤移植时产生的排斥反应中起重要作用。

(3)梅克尔细胞:梅克尔细胞分布于基底层。梅克尔细胞在手指、口唇、鼻部、外生殖器等感觉灵敏部位密度较大,其基底部与感觉神经纤维触盘接触形成梅克尔细胞轴突复合体,具有触觉感受器的作用。

(二)真皮的构造

真皮来源于中胚层,位于表皮之下,以基地膜带与表皮相连。真皮分为浅部的乳头层和深部的网状层,但两层没有明显的界线。乳头层位于表皮下部,其乳头向上与表皮突犬牙交错相连。乳头层较薄,内有丰富的毛细血管和毛细淋巴管,并有游离神经末梢;网状层较厚,内含较大的血管、淋巴管、神经、肌肉及皮肤附属器等结构。真皮属于不规则致密结缔组织,由大量纤维及填充其间的少量基质和细胞构成。

1.纤维

(1)胶原纤维:胶原纤维是真皮结缔组织的主要成分,约占真皮纤维的95%,由胶原蛋白构成胶原原纤维,再组成粗细不等的胶原纤维束。胶原纤维抗拉力强,使皮肤具有张力和韧性,可抵御外界一定程度的机械性牵拉损伤,但缺乏弹性。

(2)网状纤维:是幼稚纤细的未成熟胶原纤维,在乳头层及皮肤附属器、血管、神经周围呈疏松状排列。在创伤愈合中或肉芽肿处可见大量网状纤维。

(3)弹力纤维:由弹力蛋白与微原纤维构成。弹力纤维有较强的弹性,使皮肤经牵拉后恢复原状。

2.基质 真皮的基质是一种无定型均质状物质,主要成分为蛋白多糖、水、电解质等,充填于纤维和细胞之间。蛋白多糖主要包括透明质酸、硫酸软骨素等。

3.细胞 真皮所含的细胞主要是成纤维细胞,还有肥大细胞、巨噬细胞、朗格汉斯细胞、真皮树突状细胞、噬黑色素细胞及少量的淋巴细胞和白细胞,其中成纤维细胞和肥大细胞是真皮结缔组织中的常驻细胞。成纤维细胞能产生胶原纤维、弹力纤维、网状纤维和基质,是皮肤深层组织损伤后的主要修复细胞。

(三)皮肤附属器的构造

皮肤附属器包括皮脂腺、汗腺、毛发与毛囊、甲,均来源于外胚层。

1.皮脂腺 皮脂腺是一种合成和分泌皮脂的腺体,由腺体和导管组成,除掌(跖)和指(趾)屈侧外,遍布全身,但以头面及胸背部较多,称皮脂溢出部位。皮脂腺位于真皮内毛囊与立毛肌的夹角内,开口于毛囊上1/3处。在颊黏膜、眼睑、唇红部、乳晕、大小阴唇、包皮内板、龟头等处的皮脂腺直接单独开口于皮肤表面。

皮脂腺体呈泡状,由多层细胞构成,无腺腔,周围有一薄层的基底膜带和结缔组织。皮脂腺导管由复层鳞状上皮构成。皮脂腺的分泌方式呈全浆分泌,成熟的腺细胞内充满脂微滴,腺体细胞由外向内逐渐增大,胞浆内脂滴逐渐增多,中心部细胞成熟后,细胞体积增大,细胞核逐渐皱缩、消失,最终腺细胞破碎后释放脂滴与细胞碎片,经导管开口进入毛囊,再由毛囊排至皮肤表面。单独的皮脂腺分泌的皮脂则直接经导管排至皮面。皮脂是多种脂类的混合物,具有滋润皮肤和毛发的功能。皮脂腺的分泌活动受性激素和肾上腺皮质激素等的调节,此外还受人种、年龄、性别、营养、气候等因素的影响。

2. 汗腺　根据结构和功能的不同分为小汗腺和顶泌汗腺。

(1)小汗腺是一种合成与分泌汗液的腺体。小汗腺为单曲管状腺,由分泌部和导管部构成。腺体位于真皮深层或皮下组织,单层分泌细胞由明细胞和暗细胞两种组成,排列呈管状,盘绕如球形。管腔直径约 15 mm,呈螺旋状上升开口于皮嵴的汗孔。小汗腺总数 160 万~400 万个,除唇红、鼓膜、甲床、乳头、龟头、包皮内板、阴蒂和小阴唇外,遍布全身其他部位,但以掌跖、腋、前额较多,其次为头皮、躯干和四肢。

(2)顶泌汗腺是一种合成与分泌乳状汗液的腺体。顶泌汗腺是较大的管状腺,大小约为小汗腺腺体的 10 倍,导管的组织结构与小汗腺相似,也由腺体和导管组成。腺体由腺细胞、肌上皮细胞及基底膜带构成,位于皮下组织,单层立方形分泌细胞排列成分枝管状,盘绕成团,连接的导管呈螺旋状上升开口于毛囊内皮脂腺开口的上方,少数直接开口于无毛皮肤表面。顶泌汗腺主要分布于腋窝、乳晕、脐窝、外阴及肛周等处。外耳道的耵聍腺、眼睑的 Moll 腺和乳轮腺属变型顶泌汗腺。顶泌汗腺的分泌受性激素影响,青春期分泌旺盛。

3.毛发与毛囊

（1）毛发由角化的上皮细胞构成，分布于人体大部分皮肤，掌（跖）、指（趾）屈侧、指（趾）末节伸侧、口唇、甲郭、乳头、龟头、包皮内板、阴蒂及阴唇内侧等部位无毛，称为无毛皮肤；其余部位均有长短不一的毛，称为有毛皮肤。其中头发、胡须、腋毛、阴毛称长毛；眉毛、睫毛、鼻毛及外耳道毛称短毛。毛发粗长而黑，含有髓质的称终毛；分布于光滑皮肤的毛发，细软、色淡、无髓质称毳毛。

毛发露出皮面以上部分称干毛，在毛囊内的部分为毛根，毛根下端膨大部分称毛球；毛球末端向内突入部分称毛乳头，含有血管、神经与结缔组织，为毛发与毛囊提供营养物质。毛球下层靠近乳头处称为毛基质，是毛发及毛囊的生长区，相当于真皮基底层及棘层，并有黑色素细胞。

（2）毛囊是包裹毛根的上皮组织和结缔组织，毛囊由内毛根鞘、外毛根鞘及结缔组织鞘构成。内外毛根鞘的细胞均起源于表皮，而结缔组织鞘则起源于真皮。毛囊口至皮脂腺开口处称毛囊漏斗部；皮脂腺开口至立毛肌附着处称毛囊峡部。立毛肌附着处有毛囊隆起，毛囊隆起处存在着毛囊干细胞，是一种多能干细胞，参与毛发的生长周期。位于毛囊稍下段的立毛肌属平滑肌，受交感神经支配。

4.甲　甲是由多层紧密的角化细胞构成，位于手指与足趾末端伸侧。甲的露出部分称甲板；伸入近端皮肤的部分称为甲根；甲板下组织是甲床。营养状况、疾病及所接触的环境等因素会影响甲的生长和性状。

（四）皮肤的血管、淋巴管和神经

1.血管　皮肤的血管分布于真皮及皮下组织内，依其管径大、小，结构的不同有小动（静）脉、微动（静）脉、毛细血管及血管球之分。除毛细血管仅由单层血管内皮细胞构成外，其余各种血管的管壁均可分为内膜、中膜和外膜 3 层。真皮和皮下组织由深至浅有 3 层血管丛,分别为皮下血管从丛、真皮下血管丛和乳头下血管丛。①皮下血管丛:位于皮下组织深部,动静脉较粗,是皮肤内最大的血管丛,供给皮下组织营养,也为真皮及表皮输送营养物质,多平行排列在皮下组织深部。②真皮下血管丛:位于真皮下部,由真皮内细小动脉与静脉形成,其分支供给腺体、毛囊、神经和肌肉等血流和营养。③乳头下血管丛:由微动脉和微静脉分支进入乳头形成袢状毛细血管网,供给乳头内血流和表皮营养物质,也对皮肤颜色影响很大。皮肤磨削美容术中可见皮肤创面有点状出血,即是乳头层血管袢受损出血所致,为衡量手术深度的指征,可保证术后创面不出现瘢痕。在指(趾)、口唇、鼻部、耳郭等处真皮内有较多的动静脉吻合,称为血管球,通过血管球的血液,可由动脉端直接到静脉端,不需要通过毛细血管,向下汇入较深的血管丛内。

　　某些致病因素如酒渣鼻、长期使用类固醇皮质激素、日晒等可引起面部皮肤毛细血管扩张,出现红斑。

　　2. 淋巴管　皮肤的淋巴管在常规染色切片中不易分辨,由一层内皮细胞及稀疏的网状纤维构成。皮肤淋巴管网与皮肤血管丛平行,毛细淋巴管盲端起源于真皮乳头的结缔组织间隙,向下汇集成真皮浅层和深层淋巴管网,在皮下组织内形成较大的淋巴管,并与所属淋巴结连接。由于毛细淋巴管内压力低于毛细血管及其周围组织间隙,且通透性较大,故皮肤中的组织液、游走细胞、病理产物、细菌及肿瘤细胞等可进入淋巴管到达淋巴结,有害物质则被吞噬消灭或引起免疫反应。

　　3. 神经　皮肤中有丰富的神经纤维与神经末梢,是周围神经的分支,通过它们和中枢神经系统联系,可以产生各种感觉,支配肌肉活动及完成各种神经反射。皮肤神经可分为感觉神经和运动神经两类。

（1）感觉神经：皮肤的感觉可分为触觉、痛觉、热觉、冷觉及压觉等。皮肤感觉神经有神经小体和游离神经末梢两种。神经小体主要分布于无毛皮肤，包括麦斯纳小体（Meissner corpuscle）、梅克尔细胞（Merkel cell）-轴突复合体、鲁菲尼小体（Ruffini corpuscle）、环层小体，分别感受触觉、温觉、冷觉和压觉。游离神经末梢，多位于表皮下和毛囊周围，呈细小树枝状分支，无髓鞘，主要感受痛觉，也能感受温、冷、触、振动及引起瘙痒感。皮肤的感觉神经与其感觉机制极为复杂。

（2）运动神经：运动神经来自交感神经节后纤维，其中肾上腺素能神经纤维支配立毛肌、血管、腺体的肌上皮细胞。面神经支配面部横纹肌，可控制面部表情变化，胆碱能神经纤维支配小汗腺分泌细胞。

（五）皮下脂肪

详见第二章。

二、浅筋膜

浅筋膜由疏松结缔组织构成，移动性大。浅筋膜内有强韧的呈丝绒状的皮下支持带连于真皮乳头层，在鼻尖、鼻翼、颏部及颞区的浅筋膜较少。浅筋膜内有神经、血管和腮腺管穿行。

三、皮下支持韧带

皮下支持韧带位于皮肤与浅筋膜之间，为细条状的致密结缔组织束，起自面颅骨骨面或筋膜，一部分韧带伸向浅面，穿经浅表肌肉腱膜系统（SMAS）和浅筋膜，止于真皮。直接固定和支持皮肤；另一部分韧带伸向浅部止于SMAS，通过浅筋膜间接牵拉和支持皮肤。面部皮下支持韧带共有6对。

1.颧弓韧带　位于耳屏间切迹游离缘前方4.0~4.5 cm处,起于颧弓前缘下缘骨膜或颧骨颊面,纤维束斜向前下穿SMAS和浅筋膜,呈扇形止于真皮。

2.下颌骨韧带　位于下颌体前1/3,距下颌体下缘约0.6 cm,下颌角5.0~5.5 cm处,与下颌体长轴平行,呈条带状。起于下颌体外侧面骨膜,由8~15条呈双排平行排列的结缔组织小束组成,穿过表情肌肌束和脂肪团止于真皮。

3.颈阔肌悬韧带　上段位于腮腺与胸锁乳突肌之间,下段位于下颌角及下颌下腺与胸锁乳突肌之间。该韧带起于茎突下颌韧带、茎突舌骨肌和二腹肌后腹,呈左右短和上下宽的扁带状纤维束,横行向外经腮腺与下颌角和下颌下腺三者之间,再经胸锁乳突肌前方行向浅面,下部纤维止于颈阔肌深面,上部纤维止于与颈阔肌相续的SMAS腱膜性区。

4.颈阔肌耳韧带　是连于颈阔肌后上缘与耳垂后方三角形致密区之间的筋膜性韧带。耳垂后方的皮下组织很少,此处的真皮直接与SMAS和腮腺被膜等结构紧密相连,共同形成一尖向下的三角形"致密区",续于颈阔肌后上缘的SMAS行向后上融于致密区皮下组织中,故颈阔肌耳韧带实为颈阔肌后上缘与致密区之间的SMAS。在行面颈部除皱术时,需切断此韧带,以便将颊颈部皮肤和颈阔肌向后上方提紧固定,再将切断的韧带固定于乳突骨膜上。

5.SMAS-颧颊部韧带　位于咬肌前缘附近。韧带上部起于咬肌筋膜前缘和起始部的纤维行向浅面止于SMAS;韧带下部在咬肌前缘下段的前方起于下颌体近上缘骨膜,行向前上方,止于颈阔肌。

6.颈阔肌-皮肤前韧带　不恒定,起于颈阔肌前上缘,斜向前止于颊部真皮。牵拉此韧带时,可使颊部呈现"酒窝"样改变。在行面部除皱术时需将韧带切断,以免上提颈阔肌时引起"酒窝"。

四、面部肌肉

面部肌肉分为表情肌和咀嚼肌（图3-2）。

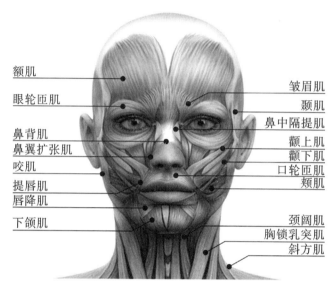

额肌
眼轮匝肌
鼻背肌
鼻翼扩张肌
咬肌
提唇肌
唇降肌
下颌肌

皱眉肌
颞肌
鼻中隔提肌
颧上肌
颧下肌
口轮匝肌
颊肌
颈阔肌
胸锁乳突肌
斜方肌

图3-2　面部肌肉

（一）表情肌

表情肌按位置分为6群。

1. 颅顶肌　由左右枕额肌、颞肌组成。

2. 外耳肌　由耳上肌、耳前肌、耳后肌组成。

3. 眼周围肌

（1）眼轮匝肌：分眶部、睑部和泪囊部3个部分。

（2）皱眉肌：位于眼轮匝肌眶部和额肌的深面，两侧眉弓之间，起自额骨鼻部，肌纤维斜向上外，终于眉部皮肤。

（3）降眉肌：又称鼻根肌，为额肌的延续部分。起自鼻骨下部的鼻背筋膜和鼻背板的上部于中线向上，其肌纤维与额肌内侧部的肌纤维相连续，止于眉间部皮肤。

4.鼻肌

(1)鼻肌横部:位于鼻背上方,在提上唇肌深面,此肌收缩时,使鼻孔缩小,同时也牵动鼻前庭缩小,故又称鼻孔收缩肌或压鼻肌。

(2)鼻肌翼部:又称鼻孔开大肌,较弱小,居横部的下方,起自上颌骨,经鼻翼外侧行向内上,止于大翼软骨的外侧。此肌收缩时,牵引鼻翼向下外方扇动,可使鼻孔扩大。

(3)降鼻翼肌:起自牙齿上方的上颌骨,行向上,止于大鼻翼软骨外侧角边缘,有降鼻翼的作用。

(4)降鼻中隔肌:分深浅两部分,浅部起自口轮匝肌,深部起自上颌骨的中切牙的牙槽骨,止于鼻中隔软骨的下面。作用为牵引鼻中隔下降。

5.口周围肌　口周围肌在结构上高度分工,形成复杂的肌群。其中口轮匝肌为环行,其余皆呈放射状排列。按层次可分为浅、中、深3层,3层肌相互掩盖,相互交错。

(1)浅层

1)口轮匝肌:位于口裂周围的口唇内,为椭圆形的环形扁肌,上至外鼻,下至颏结节的上方。口轮匝肌除了环形肌外,尚有部分肌纤维为颊肌、切牙肌、颧肌及降口角肌的延续,所有至口周围的肌皆交错编织于该肌肉。收缩时可使口裂紧闭,并可做努嘴、吹口哨等动作,若与颊肌共同收缩,可做吮吸动作。

2)提上唇肌:位于眶下部的皮下,近似长方形的扁肌。此肌上提上唇,牵引鼻翼向上,使鼻孔开大,同时加深鼻唇沟。

3)颧小肌:起自颧骨的颧颌缝,肌纤维行向内下方至上唇。此肌提起上唇以暴露上颌牙齿。

4)颧大肌:位于颧小肌的外下侧,起自颧骨的颧颌缝,肌束斜向内下方,终止于口角的皮肤和颊黏膜,部分肌纤维移行于口轮匝肌。此肌牵拉口角向上外方活动,使面部呈现笑容。

5)笑肌:由少数横行的肌束构成,部分肌束起自腮腺咬肌筋膜,部分肌束起自鼻唇沟附近的皮肤,还有部分肌肉束与颈阔肌后部肌束相连。肌束向内集中止于口角皮肤,并与降口角肌结合。

6)降口角肌:位于口角下部的皮下,为三角形的扁肌,起自下颌骨的下缘(自颏结节至第一磨牙之间的部分),肌纤维斜向上内方,遮盖颏孔,逐渐集中于口角,部分肌纤维终止于口角皮肤,部分肌纤维至上唇移行于口轮匝肌。此肌收缩时,使口角下垂,产生悲伤、不满及愤怒的表情。该肌受面神经下颌缘支支持。

(2)中层

1)提口角肌:位于提上唇肌及颧大肌的深面,肌纤维斜向下外方,集中于口角,部分肌纤维移行于口轮匝肌。此肌收缩时,上提口角。该肌受面神经颊支支配。

2)降下唇肌:或称下唇方肌,位于下唇下方两侧皮下,为菱形的扁肌,外侧部分被降口角肌遮盖,起自下颌体前面的斜线(即颏孔至颏结节之间的斜线),肌纤维斜向内上方,与口轮匝肌相互交错,止于下唇的皮肤及黏膜。此肌收缩时,使下唇下降,产生惊讶、愤怒的表情。

(3)深层

1)颏肌:或称颏提肌,位于降下唇肌的深面,该肌收缩时,上提颏部皮肤,使下唇前送。

2)颊肌:位于颊部的深部,为一长方形的扁肌,内面为口腔黏膜。起自下颌骨颊肌嵴、上颌骨的牙槽突的后外面及翼突下颌缝,向前至口角。此肌与口轮匝肌共同作用,能做吹喇叭、吹口哨动作,故该肌又称吹奏肌,参与咀嚼运动。

6.颈阔肌　主要位于颈部皮下,宽而薄。颈阔肌前部纤维向上,逐渐靠近正中线,至颏联合下方,左右互相交错,并止于下颌体的下缘,中部纤维越过下颌骨下缘后,经面动脉、静脉浅面,走向口角,与笑肌、三角肌、降下唇肌相融合;后部纤维则移行于腮腺咬肌筋膜。颈阔肌收缩时除使颈部皮肤出现斜行皱纹外,还可牵拉口角和下唇向下,并协助降下颌。

(二)咀嚼肌

咀嚼肌包括咬肌、颞肌、翼内肌和翼外肌,分布于下颌关节周围,参与咀嚼运动。

1.咬肌　起自于颧弓的下缘和内面,肌束斜向后下,止于咬肌粗隆。作用是上提下颌骨。

2.颞肌　起自于颞窝,肌束如扇形向下会聚,通过颧弓的深面,止于下颌骨的冠突,收缩时可使下颌骨上提,后部肌束可拉下颌骨向后。

3.翼内肌　起自于翼窝,肌束方向同咬肌,止于下颌角内面的翼肌粗隆,作用是上提下颌骨,并可拉下颌骨向前。

4.翼外肌　在颞下窝内,起自于蝶骨大翼的下面和翼突的外侧面,向后止于下颌颈和颞下关节的关节盘。作用是拉颞下颌关节的关节盘连同下颌头向前至关节结节的下方,做张口运动,一侧作用时使下颌向对侧运动。

五、面部其他结构

(一)面颊部层次结构

面颊部由外向内依次为皮肤、浅筋膜、颊脂肪垫、颊筋膜、黏膜下层和黏膜层。

(二)面部浅表肌肉腱膜系统

面部浅表肌肉腱膜系统(SMAS)是指连续布于颅顶和面颈部皮下组织深面的一层肌肉腱膜结构,由含肌纤维的腱膜和同一结构层次的表情肌构成。SMAS 是除皱术和面部微整形的重要解剖学基础。

根据 SMAS 所含肌肉和腱膜的多少，可将 SMAS 分为 3 个区。

1. 肌肉区　由浅层表情肌构成，包括额肌、眼轮匝肌、颧大肌、颧小肌、提上唇肌、笑肌、口轮匝肌、降口肌、降下唇肌、颈阔肌、耳周围肌等所占的范围。

2. 腱膜区　由致密结缔组织膜构成，其间也含有少量肌纤维，坚韧结实耐牵拉。包括颅顶区的帽状腱膜、颞区的颞浅筋膜、耳前区的耳前筋膜、胸锁乳突肌的颈浅筋膜。颞浅筋膜在颧弓水平，在向上移行为帽状腱膜。颞浅筋膜前下接眼轮匝肌，前上部接额肌，后部接耳后肌及其腱膜，并通过耳后肌帽状腱膜与枕肌相连。

3. 混合区　40% 的人存在混合区，为"SMAS 薄弱区"。位于颧肌下半附近的颊脂垫浅面，通常包括颧大肌 1/2 外缘在内的带状范围。其结构特点是薄的纤维膜连接着纵行、横行的肌束，膜的浅、深面有大量的脂肪。

（三）口唇

口唇分上唇和下唇，外面是皮肤，中间为口轮匝肌，内面为黏膜。口唇的游离缘，即皮肤与黏膜的移行部称唇红，其内含皮脂腺。唇红是体表毛细血管最丰富的部位之一，呈红色，在上唇外面中线处有一纵行浅沟称人中。在上唇的外面两侧与颊部交界处，各有一斜行的浅沟称鼻唇沟（法令纹）。在口裂的两侧，上、下唇结合处形成口角。

口唇是语言、吞咽、咀嚼等功能性器官，还具有表达情感的形象功能，是面部重要的形象器官之一。口唇具有非常重要的美学作用，口唇的形状、颜色、薄厚都影响着面部的整体形象。

（四）口腔黏膜

口腔黏膜是指口腔内的湿润衬里，在功能或结构上具有皮肤和消化道黏膜的某些特点。如在组织学上口腔黏膜与皮肤具有很相似的组织学结构,由上皮和结缔组织组成。二者的交界处呈波浪状。但与皮肤相比,口腔黏膜又具有它独自的特点。比如它湿润而且光滑,呈粉红色,而且除皮脂腺外,没有其他的皮肤附件。

(五)面部的神经支配

面部的感觉神经为三叉神经,面部的运动神经是面神经的分支。

1.三叉神经　为混合神经,发出眼神经、上颌神经和下颌神经三大分支,其感觉支除分布于面深部外,终末支持面颅各孔,分布于相应区域的皮肤。以下只叙述3个较大的分支。

(1)眶上神经:为眼神经的分支,与同名血管伴行。由眶上切迹或孔穿出至皮下,分布于额部皮肤。

(2)眶下神经:为上颌神经的分支,与同名血管伴行,穿出眶下孔,在提上唇肌的深面下行,分为数支,分布于下睑、鼻背外侧及上唇的皮肤。

(3)颏神经:为下颌神经的分支,与同名血管伴行,出颏孔,在降口角肌深面分为数支,分布于下唇及颏区的皮肤。

三叉神经3个主支在面部的分布以眼裂和口裂为界,眼裂以上为眼神经的分支分布,口裂以下为下颌神经的分支分布,两者之间为上颌神经的分支分布。

2.面神经　由茎乳孔出颅,向前穿入腮腺,先分为上、下两干支,再各分为数支并相互交织成丛,最后呈扇形分为5组分支,支配面肌。

(1)颞支:有1~2支,多为2支,经下颌骨髁状突浅面或前缘,距耳屏前1.0~1.5 cm处出腮腺上缘,越过颧弓后段浅面,行向前上方,分布至枕额肌额腹、眼轮匝肌的上份及耳部肌。

(2)颧支:有1~4支,多为2~3支,经腮腺上前缘穿出,上部分支较细,行向前上方,经耳轮脚与外眦连线的中 1/3 段,越颧骨表面至上、下睑眼轮匝肌;后部分支较粗,沿颧弓下方约 1.3 mm 向前至颧肌和上唇方肌深面,分布至此二肌。

(3)颊支:出腮腺前缘,支配颊肌和口裂周围诸肌。

(4)下颌缘支:从腮腺下端穿出后,走行于颈阔肌深面,越过对面静脉的浅面,沿下颌骨下前缘前行,支配下唇诸肌及颏肌。

(5)颈支:由腮腺下端穿出,在下颌角附近至颈部,走行于颈阔肌深面,并支配该肌。

第四章

脂肪细胞移植的基础理论

脂肪细胞移植是一个古老的项目,但长期以来之所以没有被广大医务者所接受和推广,是因为此项目一直不太成熟,效果不理想,特别是脂肪细胞的成活率低,维持时间短,脂肪细胞成活率低于30%,维持时间一般为 3～6 个月。后来我们经过十几年的努力,几万例的临床实践,终于找到了解决问题的密钥。

第一,脂肪细胞的移植是一个系统工程,首先要有良好的医学基础,包括面部的解剖、生理;脂肪细胞的特性、生理、功能;外科技术的良好掌握、无菌技术的掌握;手术技巧的熟练掌握以及手术经验的积累。

其实脂肪细胞的移植主要是细节问题,我们归纳了一下,在脂肪细胞移植过程中大约有十几个细节,若其中一个细节没处理好,就会前功尽弃(这些内容将在下一章中详谈)。

第二,要有美学基础、良好的审美观,脂肪细胞移植不同于其他产品,它是细胞移植,要求移植细胞必须成活,否则手术就会失败。因此在移植过程中要综合各方全面考虑,既要考虑脂肪细胞的生理活性,又要考虑人体美观性。如对于某个部位的凹陷,需要填充3 mm,如果打产品打到 3 mm 为好,但脂肪细胞移植则必须打到4 mm 甚至更多,因为要考虑脂肪细胞移植物内有水分、有麻药、有肿胀还有一少部分组织碎片。除此之外,还要考虑脂肪细胞的成活,因为还将有一部分脂肪细胞会死亡。

第三，在抽取脂肪细胞时，要尽量减少脂肪细胞的损伤，保证其脂肪细胞的活性；在脂肪细胞取出后要尽量减少多余环节，尽快及时移植到体内，迅速重建血液循环，这是最关键的环节。脂肪细胞在体外进行离心、过滤、冷冻都是没必要的。另外脂肪细胞在体外没有血液循环供养，一般超过 3～4 个小时，脂肪细胞就会死亡。

下面主要介绍导致几种面部问题的原理。

一、面部凹陷

面部凹陷也是面部退行性改变的一种现象。儿童期娃娃脸面部几乎找不到凹陷，但随着年龄的增长，面部的凹陷逐渐显现。年龄越大，凹陷发生率越高。40 岁以上，所有人的面部都会出现或多或少、或轻或重的凹陷（图 4-1）。

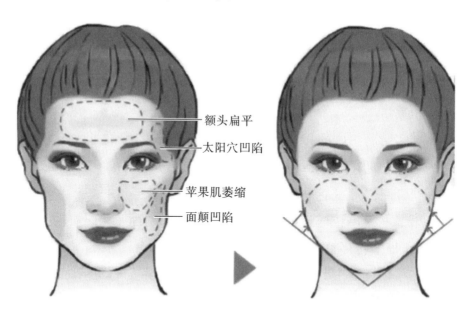

额头扁平
太阳穴凹陷
苹果肌萎缩
面颊凹陷

图 4-1 面部的凹陷

面部凹陷归纳起来有以下几种。

1. 先天性凹陷　一般出现在 16～20 岁，最早 13～14 岁就可出现,所以又可称之为"青春期凹陷"。主要原因是由儿童成长过程中,上下长度发育与左右宽度发育按一定的比例,上下较长,左右较窄,比例近似黄金分割,所以面部逐渐由儿童时期的圆脸拉长为长脸。在面部变化过程中,一些局部的组织发育不完善,如肌纤维欠粗壮、筋膜局部较薄、皮下脂肪欠丰满或消瘦、骨骼发育欠缺,这些基本不会影响组织器官功能,只影响美观。常见的青春期凹陷多为耳前凹、面颊凹、额头眉弓上凹、下巴短小。

2.脂肪的流失与移位 脂肪的流失是人体的脂肪自然消耗的过程,主要是由于脂肪干细胞(脂肪成体干细胞)的衰减造成的,一般情况下,一个脂肪功能细胞分裂55代将凋亡。当人40岁以后,脂肪干细胞的支持相对减弱,就会出现脂肪流失。脂肪的移位是由于受重力的影响,面部的脂肪细胞会向下方移动的过程。在这个过程中,并不仅仅是脂肪细胞的移位,也往往伴随着筋膜的移位和肌肉的松弛。当人体衰老的时候,常常出现面颊上半部凹陷,下半部组织臃肿堆积。典型的现象是面部下颌骨两侧臃肿堆积。

3.肌肉、筋膜的松弛 肌肉、筋膜的松弛、衰减、变薄也是造成凹陷的原因之一,两侧太阳穴出现的凹陷大多是因为颞肌的肌纤维束减退,肌肉变薄造成的。筋膜的松弛有一普遍现象就是当某一局部出现凹陷时,另一局部出现臃肿和堆积。如眼袋是由于框格韧带(筋膜)松弛造成眼眶内脂肪向外突出,其结果是眼眶下膨出形成眼袋,同时眼窝内陷向内萎缩。肌肉筋膜松弛、减退常引起的凹陷为太阳穴、泪沟、苹果肌等部位。

4.骨骼发育欠缺和骨骼退行性改变 骨骼先天性发育不良,如鼻骨发育欠缺,造成鼻梁塌陷,影响美观。虽说是发育欠缺,但它不影响任何功能,从器官功能来说不算是发育欠缺。当然我们人类的审美观是在变化和发展的,也不能奢望器官的进化会随着人类的审美观而变化。鼻梁的高低与遗传有关、与人种有关。但有些骨骼的变化和人体的衰老有关,如额头眉弓上方贯穿左右(冠状)的凹陷槽,我们称之为"额头一字形凹或十字形凹",许多人都有,而且随年龄的增长会越来越深,这是骨骼退行性变化(衰老)造成的。这种变化虽不清楚成因,但却实实在在地存在。

5.其他　减肥、消瘦和疾病造成的,对于这些问题这里不再详述。

二、面部松垂

面部松弛是由肌张力减退、筋膜下垂和筋膜扩张性拉长、脂肪流失和移位、皮肤弹性减弱和皮肤真皮层减薄、角质层消失,导致面部皮肤及组织下垂、移位、堆积、臃肿。弹性、张力减弱和皱纹的出现,也是一种退行性改变。

1.肌肉的改变　肌纤维束变细、拉长,肌肉组织变薄,肌力下降,张力变小,由于受重力的影响,静止时向下垂。面部肌肉的退行性改变导致额部中心性凹陷(眉弓上额头一字形凹或十字形凹)。两侧太阳穴凹陷,耳前凹陷形成,面颊部肌张力下降,面部肌肉向下颌骨两侧下垂、松垂。

2.筋膜的改变　面部筋膜既是包裹、固定脂肪和一些结缔组织的网状结构,又是组织间的分界线。筋膜组织弹性差,易扩张,当长期受到某种外力(如重力)的影响,极易导致膨出、下垂,筋膜组织犹如被吹大后放了气的气球,失去张力呈袋状下垂。筋膜的扩张和松弛易导致眼袋形成、眼窝塌陷、颧弓下凹陷、苹果肌下移、法令纹加深、口角纹出现。

3.脂肪组织的流失和移位　脂肪导致的松垂常常与筋膜扩张性拉长相伴行,常导致眼袋形成、双下颌,最突出的表现是两侧耳前凹陷、下颌骨两侧臃肿堆积。

4.皮肤的改变　皮肤弹性明显减弱、失去光泽、变薄甚至出现色斑。皮肤向下呈重力性堆积,由于肌肉的改变和脂肪组织的流失,使皮肤皱纹加深。

5.其他原因 生理内源性因素有遗传性衰老原因、内分泌原因、自由基学说;外源性因素有环境因素、精神因素、饮食因素、生活习惯(这里不详细叙述)。

面部松弛是由多种因素、多种组织结构改变以及组织生理代谢的减退引起的结果。引起松垂最重要的原因是重力,所以松垂都是出现在面部最低的区域,并常常伴行中、上部面部的凹陷。松垂的途径是一些组织移位和堆积,伴行着其他组织的扩张和拉长。

松垂又是一个衰老的重要过程,伴随着许多衰老的生理过程。松垂一般多发生在40岁以后,胖人减肥后更易出现松垂。

三、面部皮肤皱纹

1.皮肤结构 皮肤由3层结构构成,分别为表皮、真皮、皮下组织。表皮由角质形成细胞和非角质形成细胞组成。角质形成细胞包括基底层、棘层、颗粒层、透明层、角质层。非角质形成细胞包括黑色素细胞、朗格汉斯细胞、梅克尔细胞。真皮由纤维(胶原纤维、网状纤维、弹力纤维)、基质、细胞(淋巴细胞、白细胞、巨噬细胞、成纤维细胞等)组成。皮下组织由疏松结缔组织、脂肪组织、血管、淋巴管、小汗腺、神经组成。

皮肤表皮的角质层是皮肤的保护层,是一道天然的屏障;黑色素细胞影响着皮肤的颜色;朗格汉斯细胞是一种具有吞噬功能并可识别、加工处理抗原的免疫活性细胞,对皮肤的免疫起重要作用;梅克尔细胞具有触觉感受器的作用,所以在手指、口唇、鼻部、外生殖器等感觉敏感部位密度较大。

2.皱纹形成的机制 皱纹是因为皮肤表皮层和真皮层不均一的塌陷引起的,真皮层包含了胶原纤维、弹力纤维,和其他纤维构成了支撑皮肤的骨架。任何原因引起的这些支撑皮肤的骨架塌陷、损伤、断裂就会出现皱纹。如紫外线、氧自由基、激素、营养等原因都可造成这样的结果(图4-2)。

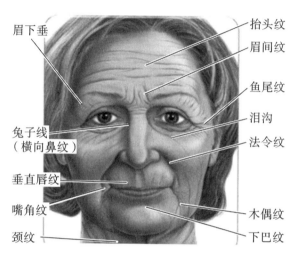

眉下垂　　　　　　　　　　　　　　抬头纹
　　　　　　　　　　　　　　　　　眉间纹
　　　　　　　　　　　　　　　　　鱼尾纹
　　　　　　　　　　　　　　　　　泪沟
兔子线　　　　　　　　　　　　　　法令纹
（横向鼻纹）
垂直唇纹
嘴角纹　　　　　　　　　　　　　　木偶纹
颈纹　　　　　　　　　　　　　　　下巴纹

图4-2　面部皮肤皱纹

3.皱纹的分类　①体位性皱纹：如颈部的皱纹，为了颈部能自由活动，此处的皮肤会较为充裕、自然形成一些皱纹，甚至刚出生就有。早期的体位性皱纹不表示老化，只有逐渐加深、加重的皱纹才是皮肤老化的象征。②动力性皱纹：动力性皱纹是表情肌长期收缩的结果，主要表现在额肌的抬眉纹、皱眉肌的眉间纹、眼轮匝肌的鱼尾纹、口轮匝肌的口角纹和唇部竖纹、颧大肌和上唇方肌的颊部斜纹等。③重力性皱纹：40岁以后，由于皮肤、肌肉的松弛，在重力作用下，会逐渐下垂、局部折叠，形成重力性皱纹。常见的如眼袋、老年性上睑皮肤松垂、双下颌等。

4.不同部位的皱纹

(1)眼睑部位：多见于上睑外1/3处。由于重力关系，在上睑可随着眼皮和皮肤轮匝肌的逐渐松弛而发生皮肤下垂，下睑有时亦会逐渐下垂，同时还会由于眶隔脂肪从隔膜疝出而形成"眼泡"。

（2）面部：此类皱纹多发生于面下部，由于脂肪垫的脂肪减少，脸颊部皮肤变得松弛，从而出现皱纹。

（3）颌部：此类皱纹多发生于颌下部，由于皮下脂肪减少，下颌皮肤松弛形成"垂下颌"。

（4）颈部：颈部的体位性皱纹发生在中年以后，由于皮下组织逐渐萎缩减少，皮肤松弛，加上重力作用而加多加深，特别在颈前部，常会在两侧颈阔肌的颈中缘形成两条下垂的皮肤皱纹。

四、皮下脂肪对面部皮肤的影响

面部皮肤薄而柔嫩，是全身皮肤最薄的区域，平均厚度0.5 mm，皮肤富有弹性和韧性，其中眼睑皮肤最薄，近乎透明。面部皮肤血管神经丰富，反应灵敏，面色可随着健康和情绪的变化而变化，是观察人体健康和精神状况的窗口，也是面部美的重要标志。

皮肤的色、质受皮下脂肪的影响：

第一，丰富的皮下脂肪是皮肤血液供应的重要保证，皮肤的3层血管网都与皮下脂肪密切联系，特别是真皮乳头下血管丛是通过脂肪丰富的血液供应网来实现的。

第二，脂肪所含大量的能量是皮肤营养的保障。换句话说真皮层所产生的弹力纤维、胶原纤维及真皮的基质蛋白多糖–透明质酸都依赖于皮下脂肪的血供和营养。

第三，皮下皮脂腺所分泌的皮脂的原料来源于皮下脂肪。

第四，脂肪细胞分泌的白介素、免疫相关蛋白、补体相关蛋白、纤溶酶原激活物抑制因子、脂代谢相关因子，对皮肤起抗炎、代谢等起重要作用。

实践中我们发现，做了脂肪移植后，面部皮肤会有很大改善，皮肤细腻、色泽光鲜、毛孔变小、色斑变淡。其实我们日常生活中也不难发现，皮下脂肪越丰富，皮肤越好，皮下脂肪越少，皮肤越差。如儿童，皮下脂肪极丰富，所以儿童的皮肤细、柔、美，触及舒服。70 岁以上老者，皮下脂肪很少，皮肤粗，触及干涩。

五、皮肤黑色素的代谢

皮肤的黑色素分为优黑色素和褐黑色素，均在黑色素细胞内合成，黑色素的合成过程很复杂，其合成过程为氧化过程，黑色素的合成最初在黑色素细胞的高尔基体的膜性囊泡内进行，随着变化最终成为黑色素小体，黑色素小体通过黑色素细胞的树突末端肌进入角质细胞的胞浆内，后随着角质层细胞向上移行为角质层，使皮肤变黑，并随角质层一起脱落。

黑色素细胞是一种腺细胞，调节黑色素代谢的因素很多，机制很复杂。脑垂体分泌的促黑细胞激素（MSH）、促肾上腺皮质激素和雌激素作用于黑色素细胞的特异性受体，可促使黑色素的合成；肾上腺素、褪黑色素则可减少黑色素的形成。紫外线照射主要通过激活酪氨酸酶的活性而促进黑色素的生成。碱性成纤维细胞生长因子、内皮素因子可促进黑色素细胞增殖，合成黑色素增加。B 族维生素、叶酸能促进为抗氧化剂，二者均具抑制黑色素的合成的作用。氨基酸中酪氨酸、色氨酸、赖氨酸参与黑色素的合成，可使色素增加。谷胱甘肽、半胱氨酸可与酪氨酸酶中的 Cu^{2+} 酪合，抑制黑色素的合成。炎症则可引起皮肤色素沉着或脱失。

面部皮肤局部黑色素合成过多就造成色斑。色斑的形成是多种原因造成的，一般认为：

（1）一般人晒太阳所引起的黑色素沉积，会随人体新陈代谢而排掉，但有些人可能新陈代谢较慢或是年纪较大，而留下黑色素，形成黑斑。

（2）使用过期或劣质化妆品导致的金属物质中毒，如铅、汞、砷中毒等。

（3）皮肤外伤时,有粉尘、墨水等异物嵌入伤口;使用碘酒、紫药水,过食含色素的食物,如酱油、黑木耳等,都会造成色素沉积,形成黑斑。

（4）生活习惯问题。压力、偏食、睡眠不足等不良生活习惯也会令黑色素增加,所以睡眠时间不稳定的人,皮肤的代谢率也不佳,会影响黑色素颗粒的产生。

（5）遗传因素:不一定是遗传自你的父母,有可能是隔几代遗传。一般来说雀斑大多是遗传引起的。

（6）精神因素造成黑色素代谢紊乱是一作用因素。

脂肪移植后许多人面部色斑会淡化,其主要原因是,皮肤的营养加强了,调整了皮肤的代谢,使皮肤的一些有害物消除;抑制黑色素合成的物质产生和补充也是原因之一。

六、苹果现象

将一新鲜的苹果放入冰箱内,搁置一段时间后取出,会发现,苹果皮出现皱褶,皮上还会出现一些黄褐色的斑点、斑块。出现这一现象的原因为何?

苹果的皮拉长了吗? 不是!

那么为什么会出现这种情况? 这种情况说明了什么? 又会给我们什么样的启示呢?

其实苹果皮虽出现了皱褶,可它的皮并没拉长,出现皱褶的原因是苹果内容物的丢失,使得苹果整体的体积缩小,特别是靠近表皮的内容物,对苹果皮起着绝对的支撑、营养作用,苹果皮的新陈代谢也依赖于这一层内容物,它既是苹果的"纤维支架"又是苹果的营养"基质",对苹果皮的作用是唯一的,又是独特的。因其最接近外界,丢失的内容物基本在这一层,所以造成苹果皮失去支撑,引起苹果皮的皱褶。又因为苹果皮在失去支撑的同时,也失去了营养，所以造成苹果皮上的斑点、斑块，时间长了苹果皮还会腐烂。

我们的面部犹如一个苹果，皮肤就犹如苹果皮，皮下脂肪犹如苹果内容物，当皮下脂肪流失、移位、消耗，同样引起面部皮肤失去支撑、失去营养，必然引起面部的一系列变化。

面部皮肤失去支撑，首先引起面部局部凹陷。皮肤长时间失去支撑得不到改善，再加上皮下脂肪在面部局部部位的移位、堆积，最后造成凹陷加深、面部皮肤出现松垂。随着皮下脂肪的流失、移位和消耗，面部皮肤的营养供给也受到影响，长时间皮肤营养的缺失，必然引起皮肤真皮层代谢受损，胶原纤维、弹力纤维、网状纤维减少，支撑力下降，从而引起支架塌陷、纤维组织断裂，皮肤出现皱褶。

面部脂肪移植，能够重新树起皮下组织对皮肤的支撑，恢复对皮肤的营养，重造表皮、真皮、皮下脂肪的支撑营养链，恢复真皮层的分泌，修复断裂的纤维组织，使面部皮肤的凹陷、松垂、皱纹得到改善。

七、鸡蛋壳原理

在十几年的面部脂肪移植临床实践中，我们发现了一个很重要的问题，就是在某个局部做脂肪移植时，脂肪移植量越大，脂肪成活率越低；移植量越少，成活率越高。移植过量还会造成局部皮肤坏死。这种现象究其原因，是局部供血的绝对和相对减少造成的。被移植部位的空间、面积是有限的，它的血液供应也是有一定量的，所以脂肪移植过量，必然造成血供不足，进而影响被移植脂肪的成活。因此我们可以得出结论，脂肪移植的成活是依赖被移植局部的血液供应，移植的脂肪量超过被移植部位的局部的血供，就会出现脂肪坏死。当某个局部被移植了过多的脂肪，脂肪便会在这个局部的内部形成团状，其四周边缘处可以与局部的组织接触，其余部分会被隔绝。犹如一个鸡蛋壳，部分鸡蛋皮可获得血供，鸡蛋黄得不到血供被饿死,这种现象叫"鸡蛋壳原理"。

脂肪细胞在移植前在原部位上,有丰富的血液供应,当把脂肪细胞取出体外后,其血供便没有了,如若让脂肪细胞成活,就要尽快移植到体内,使脂肪细胞重新建立有效的血液循环,如此这样脂肪细胞就能成活。"鸡蛋壳原理"告诉我们,脂肪移植后的成活与否取决于被移植部位的血供,血供是否良好与被移植部位的面积、空间体积、血管网的疏密、移植脂肪的量等因素有关。被移植部位面积大,相应的血管多,移植的脂肪便可多一些。

既然局部面积与移植脂肪存在着正相关的关系,那么脂肪移植量与局部面积是否呈比例? 回答是肯定的,当然不同的部位比例不同,例如太阳穴,每平方厘米移植脂肪 $0.3 \sim 0.5$ mL 比较适宜。被移植局部组织的厚度与脂肪的成活率也存在正相关的关系,组织越厚,血液供应就越丰富,脂肪的移植量便可适量增加。局部血管网密集,脂肪成活率相应就高。如苹果肌、泪沟,由于眼周的血管网十分丰富,这些部位的脂肪移植后成活率较其他部位要高。局部组织及皮肤的松弛(或游离度)程度与脂肪移植的成活率也呈正相关,皮肤组织越松弛,脂肪的移植量可相对大些,这是因为如果皮肤组织比较紧(松弛度差),脂肪移植后所占据的空间对被移植部位周围的压力大,小血管受到压挤,从而影响血供,也影响了脂肪的成活率。相反皮肤组织松弛,脂肪移植所占据的空间对被移植部位周围的压力小,血液供应顺畅,成活率高。

八、五花肉原理

我们在脂肪移植的临床实践中不断摸索,但移植后脂肪的成活率一直受到困扰,正如"鸡蛋壳原理"告诉我们,脂肪移植少则成活多,多则成活少,甚至坏死。可是我们常常发现一些人的某些局部凹陷、缺损非常厉害,如太阳穴、下巴等部位,如果我们保证成活率,移植的脂肪少，效果根本达不到要求，分次移植次数太多、太频繁，客户接受不了。这个矛盾一直没得到解决。直到十几年前，笔者在与朋友聚餐吃涮羊肉的时候，看到一块"五花肉"时才得到启发。

"五花肉"告诉我们，脂肪在人体的任何组织、任何层面都能得到存活。这一提示使我们振奋，使我们找到了解决问题的方法。

后来我们在脂肪移植的手术中，对凹陷深、缺损大的部位，采取分层移植的方法，取得了良好的效果，如下巴缺损较大的客户，大部分通过一次脂肪移植就能达到效果。我们形象地把这一过程称作"五花肉原理"。凭借这一原理，我们根据需要，对凹陷、缺损比较大的部位采取分 3 层，甚至分 4 层移植，不仅提高了成活率，也保证了效果。

九、年龄对脂肪移植的影响

年龄对脂肪移植的影响是很大的，年龄越大，脂肪干细胞的数量、活力相对年轻人就会越差，脂肪功能细胞的活力也较差。正如第二章中所述，一个正常的脂肪功能细胞分裂 55 代将会凋亡。脂肪干细胞每分裂一个细胞都是从 0 位开始的，换句话说，脂肪干细胞每产生一个脂肪细胞，它就能分裂 55 代。在脂肪组织中每时都有脂肪细胞在凋亡，同时也有脂肪干细胞在分裂补充，达到动态平衡。我们移植的脂肪细胞中，有 20% ~ 30% 是脂肪干细胞，它是我们脂肪移植存活并生长发育的根本保证。但随着年龄的增长，脂肪干细胞的数量、质量都在逐渐地减退，补充能力也越来越差。所以年龄大的人脂肪移植的成活率要低于年龄小的人。一般情况下，做脂肪移植，30 岁以下的绝大多数一次就可达到效果；30 ~ 50 岁需要两次；50 以上特别是 55 岁以上需要 3 次会达到良好效果。但这也并不是绝对的，因为个体差异很大，有些年龄大的两次效果非常好。也有些二十几岁的年轻人需要两次以上才能达到良好的效果。

第五章

人体面部衰老及影响美观的问题

影响面部美观的问题主要有四大类,即凹陷、松垂、皱纹、皮肤问题,而这四大问题都可以用自体脂肪移植技术来解决和改善。

一、凹陷

影响面部美观和年轻化的最常见的,也是出现最早的问题就是凹陷,许多人在二十几岁就出现了凹陷,凹陷占面部所有问题的35%左右。

最常出现的凹陷为:

1. 颞部凹陷　位于两侧太阳穴,面相学称之为"夫妻宫""迁移宫"。颞部之所以易形成凹陷与它的组织构成有关,颞部的支撑骨骼是颞骨的鳞部,其本身薄而内凹,而下方的颧弓易突出,形成高低的反差明显,更显突出。颞肌虽层次多,但都不发达,加之颞部为少脂肪区,所以颞部凹陷是最常见的凹陷。颞部凹陷过深对面部的影响很大,脸的轮廓易呈枣核形。

2. 耳前凹陷　位于耳屏前、颧弓下,向前下方形成的一长条形或椭圆形凹陷。耳前凹陷是较常出现的,一般常伴下颌部松垂、臃肿。单纯的耳前凹陷一般为消瘦者或先天性。耳前凹陷所处的部位,颧弓下向里与下颌骨的下颌头和冠突相连,几乎没有骨骼支撑,下颌骨的外侧是腮腺,前面是颧大肌,下面是颈阔肌,皮下脂肪较为丰富。所以当面部长时间受重力的影响,脂肪下移后,颧弓、颧大肌、颈阔肌都对其相应的皮肤及皮下组织有所支撑,耳前这一局部因失去脂肪的支撑,必然形成凹陷。

3.面颊凹陷 位于颧骨下,耳前凹的延长线上,处于上颌骨牙尖窝处。上有颧大肌、笑肌、颊肌、上唇提肌覆盖。如果颧骨较突出,肌肉较薄,易出现凹陷,常为先天性凹陷。

4.眉弓上凹陷 位于两眉弓上 1~2 cm 处,此处由于眉弓高,额骨在眉弓上越过 1~2 cm 一般向前突出,所以常出现眉弓上凹陷。眉弓上凹陷的下层主要是额肌。

5.眉间正中凹陷 为与两眉之间的区域。面相学称之为"命宫",此处的额骨易形成向内凹,并易与眉弓凹相连,在额头上形成左右长、上下短的十字形凹陷。眉间正中凹陷的为下层额肌、降眉肌、鼻肌。

6.泪颊沟 位于颧骨上,是泪沟的延长线。泪颊沟的形成大都与颧弓韧带有关,当颧弓韧带的张力较强,上、下组织较松弛时,泪颊沟就形成了。

7.眶下凹陷 位于眼眶骨下,颧骨内缘,鼻外侧所形成的近似三角形的凹陷或低平。内层是眶下间隙、眼轮匝肌、上唇提肌,这些肌束和组织共同组成苹果肌,苹果肌在面部美学中起重要作用。苹果肌丰满,显得人年轻、有活力。反之,则显得苍老、平淡。有许多人并不凹陷,只是低平。也有些人把苹果肌误认为颧骨,颧骨的体外投影为眼外眦下,而苹果肌则为正中瞳孔下。这里重点说明苹果肌不是一束或一块肌肉,是几块肌肉和组织的统称。

8.法令纹 是位于两侧鼻翼旁与两口角旁之间的凹陷沟,正常人都有,一般人比较浅。如果法令纹加深,面部就会显得老化。法令纹内层是上唇提肌和口角提肌。它们的走行、薄厚、松垂程度以及皮下脂肪和组织的松垂程度,决定着法令纹的深浅。

9.口角纹　面相称之为"奴仆宫",是两侧口角与下颌骨之间的一对凹陷槽。口角纹的内层是由口角降肌、下唇降肌的外侧缘、颈阔肌以及皮下脂肪及组织组成。这些肌肉的走行、薄厚、松垂程度及皮下脂肪的松垂程度决定口角纹的深浅。

泪颊沟、法令纹、口角纹的走行(正面观)都呈"八"字形。而且从上至下排列。被誉为面部老年化的"三个八"。

以上这些区域易发生凹陷,但不等于面部其他区域和部位就不会发生凹陷。凹陷可在面部的任何部位发生。

二、松垂

松垂是皮下脂肪及其组织的移位、肌肉组织的松弛造成的。约占面部问题的30%,一般35岁以后易出现松垂。

常见的松垂为:

1.面颊松垂　一般发生在两侧面颊的下颌骨位置,多为同时伴有耳前凹陷。这是因为颧弓以下的脂肪在重力的作用下,发生了由上至下的移位。耳前的凹陷进一步说明脂肪组织移位的存在。同时也存在着面部肌肉的松弛,特别是降口角肌、笑肌、颈阔肌的松弛,加重面颊松垂。正面观时:两侧面颊最下方(下颌骨前1/3处)臃肿,组织下移堆积,常伴耳前凹陷口角纹加深。

2.苹果肌下移　苹果肌的下移也是松垂的一个表现,正常情况下苹果肌的高度(最高点)应该在鼻尖上,即鼻梁下1/3处,若苹果肌的最高点与鼻尖齐平或以下,说明已下移。苹果肌下移,使得法令纹加深,使面部显得臃肿。

3.眼睑的松垂　是由于眼轮匝肌的松弛造成的。上眼皮轻、中度松垂,可使双眼皮变窄、消失。重度松垂可使眼变为三角形。

4.双下颌　是由于面部脂肪的移位、颈阔肌的松弛造成的。下巴与颈部交界处向前,下颌底有脂肪及组织堆积,形成一囊状凸起,似又一个下巴。

三、皱纹

皱纹分动态性皱纹和静态性皱纹。动态性皱纹是由于肌肉收缩使附着于肌肉表面的皮肤产生皱褶,由此而产生皱纹。如额头、眉间、颈部。静止性皱纹是真皮层中的弹力纤维、网状纤维的断裂、塌陷,胶原蛋白、玻尿酸分泌不足造成的,特点是皱纹的呈现不受肌肉收缩和舒张的影响,如眼周的鱼尾纹。动态性皱纹与静态性皱纹常常不是孤立出现的,是相辅相成的。动态性皱纹皮肤的真皮层也有弹力纤维、网状纤维的断裂。换一句话说,动态性皱纹是由于肌肉长期收缩,在附着于肌肉的某一固定位置皮肤的真皮层,长期受到一个方向的挤压,造成这一位置的真皮层的弹力纤维、网状纤维的断裂而形成皱纹,呈长条索状。动态性皱纹的特点是:一是与肌肉纤维的方向(肌肉收缩的方向)呈90°夹角。二是长期性,出现动态性皱纹的年龄大都在30岁以上,如额纹,年轻人虽然额肌收缩时也产生皱褶,但这些皱褶不固定、无条索状,常常呈细小一堆皮肤皱褶。静态性皱纹在形成前或多或少会受到肌肉收缩的影响。

常见的动态性皱纹:额部皱纹、眉间川字纹、鼻背纹等。

常见的静态性皱纹:鱼尾纹、眼周纹、面颊部皱纹、口周部皱纹等部位。

四、皮肤问题

皮肤问题很多,主要包括各种色斑、皮肤欠光泽、红血丝、毛孔粗、痘痘、黑头等问题。

1.色斑 色斑是由于黑色素的合成代谢紊乱造成的。正常情况下,黑色素由黑色素细胞在紫外线照射下合成,分解代谢是一个复杂的过程,这一过程是在真皮乳头层完成的。当某一局部大量黑色素形成,而不被代谢,就形成色斑。

2.皮肤欠光泽 皮肤光泽的优劣主要由真皮层分泌的胶原蛋白、玻尿酸等营养物质的多少来决定。

3.红血丝 是由于皮肤表面毛细血管扩张造成的,正常情况下皮肤表皮层是没有血管的,表皮层的营养是有真皮层来提供的,真皮层的营养大部分由皮下脂肪层来提供。皮肤由于缺氧、炎症、暴晒等因素,导致表皮层毛细血管扩张形成红血丝。

4.毛孔粗 是皮肤附属器出现的问题,毛孔不仅仅有皮肤毛发的孔,也有皮肤皮脂腺的孔,而且皮脂腺的孔更明显。所以毛孔粗大是由于毛孔皮脂腺孔因炎症、营养不良导致皮肤表面毛孔周围水肿造成的。

5.痘痘 痘痘(青春痘)的形成是一种复杂的情况,与激素、炎症、年龄、性别、个体差异有关。它是由于皮脂腺代谢出现问题造成的。

6.黑头 是皮脂腺孔阻塞,皮脂腺在腺囊内堆积造成的。

以上问题都有一个共同点,这些问题都与皮肤的真皮层有千丝万缕的关系,所以恢复真皮层的正常功能、加强皮肤真皮层的营养是解决这些问题的关键。

皮肤真皮层功能衰减是引起皮肤问题的主要原因。

第六章

面部脂肪移植的技术要点

一、自体脂肪移植脂肪的选取

人体的脂肪有四大功能,分别为储能、支撑、保护、营养。在我们人体脂肪不同的分布区域,脂肪的功能也是不同的,更准确地讲,不同区域分布的脂肪的功能主次是不同的。也就是说,同样的脂肪细胞,在不同的区域分布,它的主要功能不同。在这个区域,可能是以储能为主,在另一个区域以保护为主。

面部的脂肪是以支撑、营养为主要功能的。所以当面部脂肪流失后就会出现松垂。脂肪的颗粒小、细腻。

腹部脂肪的功能是以储能为主要功能的,所以当过量饮食或肥胖的人,多数首先大起来的是腹部,虽然其他部位也在增大,但其膨胀率远远低于腹部。我们日常可以经常看到,肚子大、腿细的人就是这个原因。腹部脂肪的颗粒相比其他部位的脂肪颗粒是最大的。研究证明,腹部脂肪对机体的危害也是最大,腹部的脂肪在血液内活性最高,它极易进入血管内,使血脂增高,并且在血管壁沉淀,使血管硬化、阻塞。是发生脑血管病、心血管病、糖尿病、高血压的元凶。

臀部的脂肪主要是保护作用,在受到外力作用时起重要的缓冲作用。人体坐姿时体重 2/3 以上的重量都集中在臀部,长时间坐也不会出现挤压伤,而且很舒服,这是因为臀部的脂肪起了缓冲作用。日常生活中,小孩子不听话,要打屁股。为什么要打屁股?因为屁股有很厚的脂肪做缓冲,所以打不坏。人们生活中积累的经验,也正是利用了脂肪的这一功能。

腿部的脂肪分外侧、内侧和后侧。主要起支撑和保护作用。大腿的脂肪储藏量非常大,是任何其他部位无法比拟的,大腿的脂肪颗粒细腻,膨胀率低,而且储藏量多,是人体的脂肪库。

对于面部的脂肪移植,对脂肪的要求主要从这几方面考察。①脂肪颗粒:颗粒越大,越不容易移植活,所以颗粒应越小越好。②膨胀率:膨胀率越低越好,越低越容易活。③脂肪细胞的功能:被移植部位与移植部位的脂肪细胞功能越相近越好。④脂肪细胞的活性越高越好。

根据以上情况,面部脂肪移植选取人体脂肪的部位依次为大腿外侧—大腿内侧—大腿后侧—腰部—臀部—腹部。

脂肪移植丰乳房对脂肪的要求相对宽一些,在其他部位缺少脂肪或脂肪量不够的情况下,腹部脂肪可做首选。

二、脂肪细胞的抽取

1.膨胀液的配比　膨胀液的药品及物质的含量如下。

(1)局部麻醉药:利多卡因(规格:5 mL;0.1 g)0.04%;肾上腺素(规格:1 mL;1 mg)0.000 1%;碳酸氢钠(规格:10 mL;0.5 g)0.05%生理盐水(500～1 000 mL);即:1 000 mL生理盐水中,用2%利多卡因(5 mL/支)4支;肾上腺素(1 mg,1 mL)1支;5%碳酸氢钠(10 mL/支)1支。

(2)全身麻醉药:利多卡因减半,其余同上。

膨胀液的配比除达到麻醉、止血外,要更加注意药品的成分、酸碱度对脂肪细胞的损害。适量加入碳酸氢钠就是为了调整酸碱度的需要。利多卡因的 pH 值一般为 3.5~5.5(不同厂家 pH 值不同),但呈酸性,酸性高对脂肪细胞的细胞膜有一定的破坏作用,所以加入适量的碳酸氢钠对稳定脂肪细胞有重要的作用。

肾上腺素对延长麻醉时间、防止局部出血有明显的作用,皮下注射因收缩局部血管而吸收缓慢,作用可维持 1 小时左右。肌内注射因扩张骨骼肌血管而吸收较为迅速,作用可维持 10~30 分钟。静脉注射虽能立即生效,但作用仅维持数分钟。膨胀液注射在皮下脂肪层,比皮下维持时间短、比肌肉维持时间长,可维持 45 分钟至 1 小时。注射后需等待 15 分钟作用效果最佳。

2. 注射膨胀液和抽取脂肪所用针管的直径大小

(1)注水针:一般直径为 0.8 mm;长为 28 cm。

(2)取脂肪针:一般直径为 1.5 mm、1.8 mm;长为 28 cm。有单孔、双孔之分。双孔针比单孔针,运用时要顺畅、省力、抽取时负压小等优点。

(3)注脂肪针:一般有直径 0.8 mm、1.0 mm、1.2 mm 甚至 1.5 mm 各种长、短不一的注入脂肪针。从形状分有直针、弯针。种植额头时用弯针较方便。

3. 抽取脂肪时的负压

(1)吸脂机:吸脂机产生的负压一般为 60 kPa,由于负压过大,脂肪细胞的细胞膜难以承受,在吸入负压瓶的一刹那,脂肪细胞的细胞膜破裂,在这么大的负压下,脂肪细胞几乎全部死亡。犹如航天员不穿航天服进入太空,瞬间就崩裂了。在脂肪移植中,如若在这一过程出现脂肪细胞死亡,随后所做的一切都为无用功。

(2)注射器加压取脂:所谓加压是指把注射器栓拉出最大,然后用止血钳或布巾钳把注射器栓固定,使其内容积产生负压。注射器越大,负压越大,20 mL 注射器满负压可达 20 kPa;而 50 mL 注射器满负压可达 40 kPa。一般脂肪细胞对负压的耐受性不超过

10 kPa,所以20 mL注射器加压取出的脂肪,死亡率大于20%;而50 mL注射器加压取出的脂肪,死亡率大于30%。

既然脂肪细胞对负压的耐受性很低,而20 mL、50 mL注射器远远超出脂肪细胞的耐受性,为什么还有多数脂肪细胞能存活下来,是因为注射器加压或内容积形成的负压,随着脂肪不断地涌入,注射器内容负压越来越小,所以,注射器加压取脂肪,开始时由于负压大,脂肪细胞死亡的多,后来随着负压越来越小,脂肪细胞受破坏越来越少,成活的细胞越来越多。而吸脂机的负压是恒压,所以死亡的脂肪细胞多。

(3)注射器不加压取脂肪:是不把注射器栓拉出并固定,是用拇指、示指、中指固定注射器体,用环指、小指握住注射器栓,一边抽取脂肪,一边用环指、小指往外拉注射器栓,形成一恒定的较小的负压。这种方法所取的脂肪细胞死亡率小于5%,成活率很高。

三、脂肪细胞在体外的制备

脂肪细胞取出后,不能马上注入体内种植,需进行一些处理方能种植。因为刚取出的脂肪细胞内含有大量的水分、麻药和少量血液等物质,需把这些物质去除。

1.静置　我们一般选用25 mL注射器,脂肪取出后在注射器内就可以,不要倒入容器,把注射器正放竖起(注射器嘴朝下,栓柄朝上),静置5~10分钟,由于比重不同(脂肪的比重较小、水的比重较大),脂肪细胞会自然和水分分开,然后(竖着)拿起注射器,慢慢地将水分排掉,如此两三次,就可将水分绝大部分排除。

这一过程是十分重要和必要的,在这一过程中,动作尽量轻柔,以防脂肪细胞受到损伤。

2.洗涤　是将取出的脂肪细胞放在容器里,用生理盐水反复冲洗,去除其所含的水分、血液成分,可降低脂肪细胞的成活率。

3. 过滤　是通过过滤网或纱布将取出的脂肪细胞的水分滤出。这一过程更没有实际意义，相反大大增加了脂肪细胞被污染的机会。

4. 离心　是将取出的脂肪细胞装入试管内，放入离心机内离心，离心后，脂肪细胞的细胞膜大都破损，大大增加了脂肪细胞的死亡。

5. 储存　取出的脂肪细胞在所谓的营养液中储存数天或几周。实践证明，在通常情况下，脂肪细胞离开人体血液供应营养超过4小时（20℃以下）后，脂肪细胞就会死亡。

6. 冷冻　将取出的脂肪细胞在低温下长期储存，一般几个月甚至几年。这样的做法利小弊多：①人体不缺脂肪，随时都可取出，新鲜的总比陈旧的强；②长时间的储存必然会增加污染的机会。③-110℃以下的低温才有可能保存细胞，需要条件比较好的实验室才能做到。而且长时间保存的过程中，设备稍有不慎，就会造成严重的后果。④脂肪细胞在解冻时，究竟能有多少细胞冰解复活，很难保证。因此，冷冻脂肪细胞既不科学，也不经济，还不方便，而且还存在着风险。

通过以上分析，在制备脂肪细胞的过程中，除静置以外，其他做法都无实际意义，并且有害。因此我们主张，在脂肪细胞的制备过程中，尽量减少环节上不必要的做法，只有这样才能减少脂肪细胞的损伤和死亡。另外，在脂肪细胞取出后尽量缩短其在体外的时间，在最短的时间内进行移植，迅速重新建立起血液再循环。

四、脂肪细胞的种植

脂肪细胞不同于产品，产品是人工合成或从动物体中提炼的物质，非活性的。脂肪细胞是具有生命活力细胞，它的移植过程必须考虑脂肪细胞是否成活。产品可以不分部位，不分层次，只要达到预定的高度就可。而脂肪细胞的移植就需要考虑部位的血运情况、面积、松弛度、层次、注入量是否适当,只有这样才能保证脂肪细胞的成活率。

另外需要特别注意的是,脂肪细胞只能点状注射,犹如种庄稼点种子,每一毫升点 80 ~ 100 次,也就是说每次点种为 0.010 ~ 0.015 mL。这样做首先为了保证血运,提高脂肪细胞的成活率;其次为了安全,因为脂肪进入血管能引起脂肪栓塞,有实例证明如果脂肪误入血管超过 0.3 mL,就可能会引起脂肪栓塞,造成严重后果。点种误入血管的可能性很小,即便误入血管,也因为量小(最小危险量的 1/30 ~ 1/20)不会造成任何危险。所以脂肪细胞的移植,更准确的说法是种植。

1. 脂肪细胞移植前的准备　将静置 5 ~ 10 分钟的盛有脂肪细胞的注射器用右手的中指、环指、小指握住注射器体,用拇指按住注射器栓的顶端,用示指贴住注射器栓和注射器体与注射器栓进出口处(起摩擦作用,可使操作更细微准确,不至于失控),将注射器竖起,抬至与眼水平,然后将静置后的脂肪下层的水轻轻地排净。

准备好各种型号的移植针:粗细 0.5 mm、0.8 mm、1.0 mm。长针、短针、弯针,1 mL 注射器 3 ~ 4 支,一次性三通 1 支。将三通旋至上下两通位置,上端接排净水装有纯脂肪细胞的注射器口,侧端接空 1 mL 注射器,用右手握住 25 mL 盛有脂肪细胞的注射器,左手握住 1 mL 注射器,然后右手拇指轻轻向下按 25 mL 注射器栓的顶端,使脂肪细胞通过三通进入 1 mL 注射器内。左手轻轻向后拉 1 mL 注射器栓,协助将脂肪细胞顺利进入其内。

现将 1 mL 注射器内抽取 0.3 mL 脂肪细胞,上下推动注射器的栓,使脂肪细胞随注射器栓上下运动,将其注射器内的气泡赶走。然后,1 mL 注射器接脂肪移植针,轻轻推注射器栓,让脂肪从脂肪主要针孔内滴出 2 ~ 3 滴脂肪,将脂肪移植针内的空气排净。

2.脂肪细胞种植的区域　面部大体从上向下可分为命宫（额正中）、福德宫（眉上方）、迁移宫（福德宫与太阳穴之间）、太阳穴、发际、眉、泪沟、泪颊沟、鼻、苹果肌、耳前凹、面颊凹、耳垂、法令纹、上唇、下唇、腮、口角纹、下巴等 20 个部位，细分可分为 30 多个部位，如鼻可分鼻根、鼻梁、鼻头、鼻翼等。

最容易出现凹陷的部位是太阳穴、耳前凹、面颊凹、苹果肌、鼻、法令纹、下巴、口角纹。其次是命宫、泪颊沟、迁移宫等。太阳穴出现的凹陷面积大、凹陷深。

面部脂肪的分布有多脂肪区，如面颊。少脂肪区，如鼻。极少脂肪区，如太阳穴。有的书称为无脂肪区，其实绝对无脂肪的区域是不存在的，所以我们这里称极少脂肪区。前面"五花肉原理"告诉我们，不管是在多脂肪区还是在极少脂肪区，移植来的脂肪都能存活。决定移植后的脂肪能否存活、存活多少，是被移植部位的血运，而不是多脂肪区还是少脂肪区。

3.面部脂肪移植的麻醉　局部麻醉药不必浓度高，还要加上适当的肾上腺素，以延长麻醉时间和减少出血。

（1）局部麻醉药的配比：100 mL 局部麻醉药含利多卡因 0.15%；肾上腺素 0.000 1%；碳酸氢钠 0.05%。

（2）如果移植部位涉及眶上神经、眶下神经、颏神经分布区域，可对这几对神经的神经根进行阻止麻醉。

（3）局部注射麻醉药不要过多，以免水肿过度，注射局部麻醉药后需等 10～15 分钟再开始种植脂肪细胞。做全面部时，不要一次将全脸局部麻醉药注射完，否则在移植脂肪细胞时会出现，先前移植的部位不会有痛感，后边移植的部位因麻醉药注射时间过长，就会疼痛。所以要分次注射，一般分两次注射就会避免疼痛。

（4）注射麻醉药时，有时注射针会穿破血管，引起出血，加压压迫 3～5 分钟即可。

4.脂肪细胞移植的手法

(1)普通移植法:是将脂肪细胞像注射产品一样,不分层,在一个区域连续注射一定量的脂肪细胞。这种方法脂肪细胞的成活率低,易形成"鸡蛋壳效应"。而且风险大,一旦误入血管,还会造成严重后果。而且用这种方法移植脂肪还易出现移位,不稳定。另外,脂肪移植部位与未移植部位连接过度差,不均匀。

(2)切口移植:这种方法常用于做双眼皮时或做眼袋时,对缺损小局部埋种。也有在其他修复手术时埋种脂肪的。在大面积移植脂肪细胞的手术不采用此方法。

(3)点种移植法:用1 mL注射器,接直径0.5 mm或0.8 mm脂肪移植注射针,先将注射针插入远端,一边点状注射,一边后退。犹如种庄稼点种子,每毫升点80～100次,也就是说每次点种为0.010～0.015 mL。采用点种的方法移植脂肪细胞,最有效、最安全、最均匀、最稳定。

5.脂肪细胞种植的层次　在种植脂肪时,进针(脂肪移植针)尽量隐藏在发际内。整个额头、耳前凹、面颊凹都可从发际进针。鼻从鼻尖处、鼻小柱上方进针。苹果肌是根据设计图外侧角2 cm左右处进针。法令纹从口角旁2～3 cm处,沿法令纹走向进针。下巴从设计图两侧3 cm处进针。

(1)太阳穴一般凹陷较深,但由于其颞肌深部有丰富血管,且面神经颞支从此穿行,所以在种植时,切勿过深。一般种植2层:一层颞浅筋膜;一层皮下。先种植浅筋膜层,后种植皮下层。如若效果不理想,可8个月至1年后,再补种1～2次。

(2)鼻梁可种植3层:先种骨膜层,然后肌层,最后皮下层。种植时,先将移植针送到鼻根处,缓慢边种植边退出,每次最多移植2 mL脂肪细胞,移植过多影响成活。鼻子塑形的好坏影响整个面部,鼻子也是微整形难度较大的器官之一。在塑鼻时,鼻梁要高耸而且要直。切记使鼻根太宽,鼻根不要越过两眉头之间的连线,如超过则形成通天鼻。

(3)下巴可种植4层:分别为骨膜、肌肉上下两层、皮下层。下巴也是关系整个面部的重要器官之一。下巴的美体现在巧,不宜过大,要做出尖,做出兜,要适当地做长,要与额、鼻呈比例。

(4)苹果肌可种植3层:分别为骨膜、肌肉、皮下。不宜过高、过大,要注意与周边衔接。苹果肌常与泪颊沟重叠伴行,在处理泪颊沟时要注意与苹果肌的协调。苹果肌上与泪沟相接,下与法令纹相连,要注意彼此的协调。

(5)耳前凹、面颊凹不宜过深,深部SMAS筋膜下有多支面神经穿过。一般两层:SMAS筋膜、皮下。深部移植一定要在SMAS筋膜上进行,切记穿过SMAS筋膜,以免误伤面神经。耳前凹、面颊凹一般面积较大,与面颊部的衔接是这两凹在移植过程最重要的问题。凹陷较深的需做1~2次补种。

(6)整个额头由于皮下组织较薄可分两层:骨膜、皮下。额头是面部脂肪移植面积最大的部位,效果的优劣全在于做出来的线条和衔接,要求线条从哪个方向看都显示出柔和、流畅的美感。与周边器官的衔接也要达到柔和、流畅、自然。做额头的移植,先在骨膜层种植,在可容许的情况下,尽量多,然后在皮下广泛地点状种植。皮下的移植要达到两个目的,其一是找平;其二是消除额纹。

(7)法令纹可种植两层:肌肉、皮下。法令纹不宜种植过多,一侧1~2 mL为好,否则脂肪细胞就会向两边移位,两边高,法令纹反而更深。

(8)口角纹也可种植两层:肌肉、皮下。口角纹与面颊、下巴的衔接最重要。口角纹移植后,常常出现口角两边高,显得臃肿,是正常现象,一般3~5天就会消除。

(9)泪沟组织较薄,只可种植一层,而且微量。移植泪沟,一定要轻缓,切记过多。

（10）泪颊沟需注射两层:肌肉、皮下。泪颊沟的形成是因为颧弓韧带过紧牵拉造成的,所以在种植脂肪细胞消除泪颊沟时,移植过多、过深是没作用的,只会造成脂肪细胞向两侧移位,泪颊沟更深。应在皮下微量注射,效果好,其目的是在颧弓韧带上面移植脂肪细胞,以覆盖凹陷。

（11）眉、耳垂、上下唇,需用 8 号注射针头,在皮下、肌层缓慢注射。①眉要按设计眉峰为最高点,眉尾线条要流畅,上眼皮皱褶多的人,眉要做的略高一些,可达到消除上眼皮的皱纹。②耳垂因容量有限,移植脂肪细胞时,一定要适量,以免引起脂肪细胞坏死。③唇的移植要注意唇的型,上下唇,宜做唇珠（在中间人中沟左右）,切忌全唇广泛种植。唇的最佳型是中间厚而两边薄。

（12）细小皱纹用 8 号针头在真皮层微微注射。

6. 脂肪细胞种植时要注意的问题

（1）在局部麻醉时,注入量的预估:由于在脂肪细胞种植前,要局部麻醉,所做的部位在移植前就会出现肿胀。而凹陷的程度难以直接观察,只有凭记忆和经验来完成移植,所以移植的程度要多于直接观察到的程度,应多于理想中程度的 200%。也就是说,刚刚移植完成的程度,有 1/2 ~ 2/3 会消失掉,因为刚刚完成的程度有麻药、水分、肿胀,还存在着成活率问题,除去这些因素,所剩的只有 1/3 ~ 1/2 了。在全身麻醉时,因不做面部局部麻醉,所做的部位在移植前没有肿胀,所以在移植时,基本按直接观察到的程度微微多一点,应多于理想程度的 50% 左右。

（2）术中出血是常见的问题,其原因是:①注射局部麻醉药或在脂肪移植时注射针穿破血管所致。②血液凝血机制出现问题。③血管脆性、血管壁通透性强。其中血管壁通透性强是最常见的问题。解决这些问题一是要在术前进行体检,对血常规检查、凝血机制的检查都是必要的。二是术前给止血药,凝血机制出现问题止血药有一定作用。对于血管壁通透性增强的人,止血药几乎不起作用。而静脉滴注维生素 C,则能起到较好的效果。三是注意血管走向,尽量避免穿破血管。在术中若发现皮下出血,应迅速加压压迫3~5分钟。

(3)肿胀也是脂肪细胞移植常见的问题之一。①局部麻醉手术:手术结束后形成的水肿是最大的,它是由麻药、水分、肿胀组成。一般 2~3 小时后由于麻药、水分的吸收,水肿会明显好转。肿胀一般 48 小时后达到高峰,然后肿胀开始消除,一般 5~7 天恢复正常。有些平时易引起神经-血管水肿的人;服用肾上腺皮质激素或其他易引起水肿的药物的人;经常熬夜、生活不规律的人;食用海鲜和其他易过敏食物而引起面部过敏的人;水肿期相对较长。②全身麻醉手术:手术的水肿程度和水肿期比局部麻醉都要好得多。全身麻醉不在面部注射局部麻醉药,所以手术结束时肿胀比局部麻醉轻得多。肿胀的恢复也比局部麻醉快得多,一般 3~5 天就能恢复正常。

(4)淤青的出现是术中或术后出血引起的,一般术后 2~3 天显现,2 周内消失。不会留下后遗症,也不会影响效果。预防淤青的唯一办法是防止术中或术后出血。有效的冰敷能有效地控制淤青的出现。在术后 3 周内禁止用活血化瘀的方法消除淤青,因为用活血化瘀的方法有引起再出血和加重水肿的可能。

(5)冰敷是术后预防出血、减少淤青和消除水肿的重要环节,对移植后脂肪细胞的成活起显著的作用,对术后面部的恢复起一定的作用。敷冰前应用无菌纱布,用生理盐水蘸湿,拧干,贴在面部。然后开始冰敷。冰敷的冰袋应选用宽 8~10 cm、长 13~16 cm 的塑料袋。冷冻最好使用冰沙,太硬的冰块和无冰的冰水都不理想。固体冰块与面部接触少,还容易冻伤皮肤。冰水温度相对高,保持低温时间短,影响效果。冰敷时间应在 2 个小时左右,如情况许可可进行更长时间冰敷,第二天、第三天可接着冰敷,但温度应比第一天稍高些。冰敷时应不断地转变位置,不要在一个部位停留过长时间,以免冻伤局部皮肤。术后首次冰敷应由护理人员操作,第二天以后可教会客户自己来敷。

第七章

自体脂肪移植的准备、处理及注意事项

一、术前准备

（1）术前要与客户做充分的沟通，让其了解手术的过程，存在的风险，术前、术后的注意事项、禁忌和术后须知、饮食生活指导。

（2）做术前体检：血常规、血糖、血脂、凝血四项、肝功能、乙肝五项、肾功能、心电图、血压、脉搏、呼吸、体温。如有异常应暂缓手术，治疗正常后再行手术。

（3）签署手术同意书，需全身麻醉的签麻醉同意书。

（4）术前照相，做好病例记录并存档。

（5）全身麻醉的需禁食8小时。

（6）术前2小时内需静脉滴注止血药，配方：5%的葡萄糖250 mL，氨甲苯酸300 mg，止血敏1.0 g，维生素C 2.0 g；也可在手术开始前30分钟，肌内注射血凝酶1 kU。

二、术中处理

在手术中采用局部麻醉时，要与客户聊一聊家常，做一些安慰和心理疏导，使客户松弛下来，以便在手术中客户给予配合。医护人员避免说一些容易使客户紧张和产生误解的话题。

需暴露隐私部位的要由女性护士或助理向客户解释清楚，消毒完或处理完后要及时给客户遮挡。

在局部注射麻醉药后 15 分钟的等待时间里，要密切观察客户的反应。

全身麻醉时，客户的观察、监测、用药由麻醉师来负责。在移动客户身体时需特别注意保护，因客户无意识、许多生理反射消失、自我保护反射消失，特别是头、颈部极易造成损伤。超过 2 小时的手术应给客户插导尿管。

三、术后注意事项

为了使脂肪细胞移植后恢复的更快，脂肪细胞成活的更好，效果更优，特提醒客户必须做到如下几点。

（1）手术结束后，应立即清洗面部的设计线，然后马上冰敷，冰敷越早越好，有效冰敷应在 2 小时以上。

（2）大腿部取脂肪区术后需用弹力绷带加压包扎，加压不需过大，适当即可（包扎后能在绷带下插入一示指），12 小时后拆掉绷带。

（3）全身麻醉的客户，手术结束苏醒后 6 小时内需禁食。全身麻醉时，在客户清醒前医护人员不得离开客户。

（4）术后 24 小时后方可洗脸。

（5）2 周内不得吃海鲜类等易引起皮肤过敏的食物。

（6）6 个月内不得饮酒，最好戒烟。

（7）8 个月内不得做面部按摩，但术后可贴面膜。2 周后可做面部的轻微护理，但切记不可重力按压。

（8）术后需打 3 天的抗生素点滴，预防感染。为了用药安全，必须做到术后 2 周内禁服含酒精类饮品。如用头孢类药物，用药前 1 周内不喝含酒精类饮品（术前应了解清楚，如饮过酒，需更换其他类抗感染药）。

（9）做脂肪细胞移植的客户，6个月内不得使面部受到外来加热，如蒸桑拿、泡热水澡时长时间浸泡面部。

（10）8个月内不得使用任何面部激光、微波类仪器，如电波拉皮、热玛吉、彩光嫩肤、脱毛、激光祛斑等。

（11）客户做完第一次脂肪细胞移植后，通常8个月至1年后需修复一次。

脂肪细胞移植后的第1周是脂肪细胞的血液循环再生期，非常关键；第1~3周是脂肪细胞的成活期；第1~3个月是脂肪细胞的静止期；第3~6个月是脂肪细胞的增殖期；第6~8个月是脂肪细胞的稳定期。

因为脂肪细胞的成活与生长有这样的规律，所以我们在临床实践中常常会观察到，客户做完手术后前3个月面部的丰满度在慢慢消减，大约能消到手术刚结束时的60%。而3个月后面部的丰满度又在增加，大约能增加20%左右，这是由于脂肪细胞需要经历成活、静止、增殖、稳定这几个时期。所以8个月后再修复效果最好。

四、影响脂肪细胞成活的几个因素

1. 全身麻醉和局部麻醉　面部脂肪细胞移植手术采用局部麻醉，首先要在移植部位注射局部麻醉药，脂肪移植部位会出现两种情况：一是移植部位在脂肪细胞移植前，会有水肿；二是移植部位组织之间增加了压力。第一种情况出现时，医生只能凭借记忆和经验来完成，经验少的医生定会出现一些偏差，如此脂肪移植部位的准确性、细致性及效果便会大打折扣。第二种情况也会使脂肪细胞的成活率受到一定程度的影响，因为局部注射的药物也会占用一定空间，移植的脂肪细胞便会受空间的影响，使移植的细胞受限或受到挤压，甚至出现"鸡蛋壳现象"。

如果采用全身麻醉便会避免以上情况，可使脂肪细胞移植在直视下完成,使其更准确、更细致、效果更好。脂肪细胞也不会受到挤压,移植量也会有所增加,相应的成活率也会大大提高,其成活率比局部麻醉高出 10% ~ 15% 。

2. 活动与静止　脂肪细胞移植后的成活率也受部位的影响,也就是说,不同部位的成活率是不同的。在面部参与生理活动或表情活动比较多的部位,比参与生理活动和表情少的部位(相对静止的部位)成活率要低得多。这是因为,脂肪细胞在最初被移植后,如要成活就必须迅速地建立起血液再循环。当某个部位移植的脂肪细胞刚刚建立起血液循环,这个部位产生了运动,不管是生理、表情还是被动运动,都会使刚刚建立起来的血液循环受到影响而不稳定。如果重复几次血液循环的建立—破坏、再建立—再破坏。被移植的脂肪细胞必然会出现不活——死亡。

面部的法令纹、口角纹、太阳穴、眉头、面颊凹陷都是易活动的部位,比起额头、苹果肌、鼻子、下巴这些不易活动的部位的成活率低。

因此我们要告诉求美者,在刚做完脂肪细胞移植手术后的前 1 周内,尽量减少活动、减少大的表情动作,如大笑。多吃流食,避免过度咀嚼,这样才会提高成活率。

3. 年龄　年龄也是影响移植后脂肪细胞成活率的一个重要因素。我们知道,人体是由各个系统组成,如循环系统、消化系统、呼吸系统、运动系统、免疫系统、神经系统、生殖系统、泌尿系统、内分泌系统等。系统是由器官组成,如呼吸系统的鼻、气管、肺等。器官是由细胞组成的,如气管是由纤毛细胞、杯状细胞、刷细胞组成。由此而知,细胞是组成系统乃至人体的基础。

细胞是怎样代谢、繁殖和维持其生理功能的呢? 正常组织的某种细胞中,都有它的功能细胞(也叫成细胞)和干细胞,成细胞是能够完成生理功能的细胞,干细胞用来繁殖本种细胞,保证其细胞维持一定数量,由此来保证细胞的生理功能。

实验证明,人体的组织功能细胞分裂的次数是有规律的,到一定阶段就会出现衰老和死亡。一般分裂繁殖到55代细胞就会衰老死亡。干细胞具有自我更新复制的能力,能够产生高度分化的功能细胞。成体干细胞在其中起着关键的作用。在特定条件下,成体干细胞会产生新的干细胞,按一定的程序分化,形成新的功能细胞,从而使组织和器官保持生长和衰退的动态平衡。所以说,干细胞是各种组织细胞更新换代的种子细胞,是人体细胞的生产厂。

人体的衰老从根本上说是由于干细胞的衰老和减少造成的,干细胞族群的老化严重减弱了其增殖和分化的能力,新生的细胞补充不足,衰老细胞不能及时被替代,全身各系统功能下降,使人一天天老去。

新的细胞衰老学说认为:细胞的衰老是由于细胞染色体端粒脱落,使细胞功能丧失造成的,如果得不到干细胞的修复,这些功能细胞最终死亡。当死亡的功能细胞过多,又得不到干细胞对功能细胞的补充,整个人体便会衰老、死亡。

研究证明,新生儿的干细胞占细胞总数的20%左右。随年龄增长干细胞占比例越来越小,老年只占3%~4%。

所以脂肪细胞移植后的成活率受年龄的影响,年龄越小,干细胞比例高,成活率高,反之,成活率低。

4.局部血运 局部的血液循环对脂肪细胞移植后的成活起着绝对作用,局部血液循环好、局部空间大、局部组织松弛度高,就会为脂肪细胞移植创造良好条件,为脂肪细胞的生存提供保障。

局部血液循环是指脂肪被移植区的有效血管网的通畅和丰富程度;局部空间是指脂肪被移植区可容纳被移植脂肪的面积、体积,包括局部组织的厚度;局部松弛度是指被移植区组织的紧张程度,它决定了一定的空间内移植的脂肪量。

局部的血运是三者的综合判断,同等空间和松弛度,有效循环越丰富,血运越好,脂肪细胞成活率越高,反之则差。同样的有效循环空间越大、松弛的越高,脂肪细胞成活率越高。反之,空间小,松弛度小,当一定量的脂肪细胞移植后,必然造成局部压力大,影响有效循环,出现"鸡蛋壳现象"。

松弛度与空间也不是绝对正相关的,是两个不同的量。如耳垂松弛度很好,但空间很小;鼻子空间相对大一些,但松弛度差。

我们可以用差、一般、好、很好4个含有模糊量的词表示面部各个部位的循环、空间、松弛度,来判断面部各个部位血运情况,以供这些部位在移植脂肪细胞时,植入多少脂肪细胞作为量的参考(表7-1)。

表7-1 面部血运情况分析表

部位名称	血液循环	空间	松弛度
额部	好	很好	一般
太阳穴	很好	差	好
耳前凹	一般	很好	很好
面颊凹	好	很好	好
苹果肌	很好	很好	好
眉	很好	差	差
泪沟	很好	差	好
泪颊沟	很好	好	好
鼻子	好	一般	差
法令纹	好	一般	一般
口角纹	好	好	很好
唇	很好	差	很好
下巴	好	好	一般
耳垂	差	差	很好

局部种植脂肪细胞不仅要考虑以上指标,更要依据部位的特征,采取均匀种植、分层种植的方法,这样才能保证脂肪细胞的存活。在条件允许的情况下和保证脂肪细胞存活的情况下,分层种植可最大限度地提高局部脂肪细胞的种植量。

5.脂肪细胞局部分层种植的依据　为了保证脂肪细胞移植后的效果和提高移植后脂肪细胞的存活率,经过数年的临床实践,总结出分层种植这一行之有效的移植方法。"五花肉原理"指出,脂肪在机体的任何组织层都能存活,骨膜、筋膜、肌肉、皮下都是脂肪细胞的"宿主"。由此我们可以得出:局部组织的组织内有没有脂肪细胞,都不会影响脂肪细胞的"借宿"成活。

(1)分层种植脂肪细胞,种植后脂肪细胞的成活率会更高。如果在1个层面种植脂肪细胞,能够为刚种植的脂肪细胞提供血液供应的一般只有上下2个层面。如果分两层种植,能够给脂肪细胞提供血液供应的层面则为4个,比前者提高了1倍。如果分3层种植,则血液供应为6个层面,比单层又提高了2倍。脂肪细胞移植后的成活率也必然会大大提高。

(2)分层种植脂肪细胞,脂肪细胞的移植量也会相应提高。分层种植使移植部位的空间相对增加。如种植1层,种植空间只有1个;种植3层,种植空间有3个。虽然前者的种植空间相对于后者的单个层次的种植空间要大,但后者的3个种植空间总和要远大于前者。所以,脂肪细胞的移植量会随着种植空间的增加而增加。

(3)分层种植脂肪细胞,脂肪细胞移植后会更加稳定、牢固。脂肪细胞取出体外,呈液态,局部种植时存在流动性和不稳定性。分层种植可把移植的脂肪细胞牢牢地固定在相对较小的局部,这样便起到了固定和稳定脂肪细胞的作用。

(4)分层种植脂肪细胞,也是提高术后效果的需要。作为微整形,不仅仅是把局部的凹陷填平,更主要是要美观、自然。单层种植脂肪细胞,会使移植部位凸显,与周围不协调,看起来不自然。分层种植,可使得被移植细胞与周围组织衔接得天衣无缝,看起来非常自然,术后也不会有手术痕迹。

6."热"对脂肪细胞成活的影响　"热"可提高脂肪细胞的代谢,从而影响脂肪细胞的成活。

(1)细胞代谢率的提高使细胞的细胞膜、细胞器(核糖体、线粒体、内质网、高尔基体、溶酶体等)及细胞核的运转速度加快。细胞膜需要运转大量的物质,内质网要合成蛋白质,线粒体要产生能量。线粒体所产生的细胞能量其实是能量的转换,是一种能量转换为另一种能量(其原理是在细胞内通过呼吸链合成三磷酸腺苷(ATP),细胞所消耗的能量是由三磷酸腺苷转化为二磷酸腺苷释放一个化学键能来实现的),能量的转换本身需要消耗能量,再加上转换的基础能量,能量消耗需要大量增加。因此对于需要重新建立血液循环的移植脂肪细胞来说,无疑是雪上加霜。

(2)"热"可提高新近移植的脂肪细胞对氧及能量的需求,被移植脂肪细胞所需的氧、能量需要局部组织的血液循环来提供,而局部组织的血液供应是有限的,绝不会因被移植细胞的需求增加而增加。

(3)其次,局部组织的血液循环对新近被移植的脂肪细胞进行血液供应,是通过重新建立起的血液循环网来实现的,即便是局部血液循环供血充足,在循环网络未建立起来时也是无济于事的。

(4)脂肪的移植部位,在移植过程中,或多或少都会受到损伤,局部组织出血、肿胀也是必然的。"热"能加重局部组织的出血和肿胀。局部组织的肿胀反过来又会影响局部血液供应。

(5)新近移植的脂肪细胞,在局部建立血液循环网需要3~5天的时间。其实血液循环网的再建立从被移植的那一刻便开始了,只是建立好需要更长的时间,一般3~5天,甚至更长。在血液循环网尚未完全建好时,被移植的脂肪细胞的生命力是很脆弱的。因此,移植后几天内,对脂肪细胞的保护是至关重要的。

降温是应对"热"所产生的负效应的唯一有效方法。降温可降低刚移植的脂肪细胞的代谢率,使其所需的氧、能量、血液减少,使局部组织的损伤尽快恢复,尽快控制和减少出血,使肿胀尽快消失,机体尽快恢复,使刚被移植的脂肪细胞尽快建立好血液循环网。

术后冰敷是较好的降温方法,使皮肤温度控制在 20 ℃左右,也不可太低,防止冻伤。

7. 挤压对脂肪细胞成活的影响　脂肪移植初期,挤压对脂肪细胞成活的影响是深远的。挤压主要是通过对新近移植的脂肪细胞的血液循环的重建起破坏作用。脂肪细胞刚被移植到局部时,主要是通过局部组织液来营养的,脂肪细胞可进行简单的代谢和营养,脂肪细胞可吸收一部分营养和氧气,但其代谢产物是无法清除的,代谢产物的堆积可使水肿加重,同时也会刺激局部组织的毛细血管生长。

8. 烟酒对脂肪细胞成活的影响　吸烟对脂肪移植的影响是明确的,烟雾中的一氧化碳与血红蛋白结合形成碳氧血红蛋白,影响红细胞的携氧能力,造成组织缺氧;吸烟可使血浆纤维蛋白原水平增加,导致凝血系统功能紊乱;吸烟还可影响花生四烯酸的代谢,使 PGI_2(前列腺素)生成减少,血栓素 A2 相对增加,从而使血管收缩,造成血小板聚集性增加。

饮酒对脂肪移植的影响也是明确的,甚至超过吸烟。酒可使血液循环加快,特别是脂肪移植前几天,会造成出血、皮下淤青。酒(白酒)可使体内葡萄糖消耗增加,并且抑制糖原生成,造成低血糖,使体内能量缺失,从而影响脂肪的成活。酒精可使体内产生过多酮体,造成酸中毒,体内环境呈酸性,从而影响脂肪的存活。喝酒后 10 ~ 12 小时,抑制体内血管紧张素产生,使血管处于扩张状态,12小时后体内血管紧张素大量分泌使血管收缩。所以酒后往往出现刚喝完时血压下降,12小时后血压增高。所有这些都在影响着脂肪的存活。

9.生活习惯对脂肪细胞成活的影响

(1)睡眠的影响:正常睡眠是脂肪移植存活的可靠保障。睡眠时,基础代谢率低,有利于脂肪的成活。脂肪的代谢受一些体内激素如雌激素的影响,睡眠可使激素的产生和代谢趋于稳定,从而有利于脂肪细胞的增长。

目前发现,脂蛋白酯酶(LPL)、胰岛素、儿茶酚胺、生长激素、促肾上腺皮质激素、促甲状腺激素、催乳素、胰高血糖素等均可对脂肪细胞的代谢有影响,这些激素的分泌代谢又都受睡眠、饮食、环境的影响。

(2)饮食的影响:饮食对被移植脂肪的存活也有重大影响,特别是脂肪移植术后的前2周,禁食对皮肤有刺激作用的食物,如辣椒、芥末和酸性较大的食物等。禁食易引起过敏的食物,如海鲜、羊肉等。禁食使皮肤血管扩张的食物,如含咖啡因类食物(如巧克力、咖啡)、含酒精的食物、狗肉等。禁食热量过多的食物,如肥肉、奶油等。

(3)运动的影响:脂肪移植后的4周内,不易做剧烈运动。适当的活动对脂肪的成活有益。但剧烈活动可使身体的基础代谢率增高,使细胞对能量及氧的需求增加,从而影响脂肪的成活;另外,剧烈运动可增加体内乳酸的产生,造成体内短暂酸中毒,改变脂肪细胞的外环境,从而影响脂肪细胞的代谢。

(4)交通工具的影响:一般的交通工具对脂肪细胞的成活没有影响或影响较小,但严重的晕动病(晕车)除外。刚做完脂肪移植的客户,如果发生严重晕车现象,会造成术后水肿,进而影响脂肪的成活。脂肪移植后的2周内,乘坐飞机对脂肪的成活是影响很大的,因为一般的民航飞机飞行高度的机舱内,相当于海拔 2 200 m 的高原。在沿海及大部分内陆地区的人群,当高度超过海拔 1 500 m 时,就会或多或少地出现高原反应。海拔升高后,气压相应减小,身体的代谢、功能会出现一系列的变化。最初的变化就是血管扩张、皮下出血。对脂肪移植后的恢复产生一定的影响,所以脂肪移植后 2 周内最好不要坐飞机。

(5)南北地理环境的影响:一般来讲地理环境对脂肪移植手术影响不大,南方的夏季气候炎热,脂肪移植后要注意降温,因为热可影响脂肪的存活;冬季在北方,因气候寒冷,要注意保暖,切记勿冻伤;在内陆特别是西部,因气候干燥,要注意面部补水。

(6)某些疾病对脂肪移植的影响:心脏病、恶性肿瘤、血液病、严重的高血压、严重的糖尿病、严重的代谢性疾病、严重的内分泌性疾病、精神疾病、孕妇都是脂肪移植手术的禁忌。一般的慢性疾病如较轻的高血压、甲状腺疾病是可以进行脂肪移植手术的,但必须用药物将症状及医学指标控制在正常范围内。

女性尽量避免生理期手术,如无法避免则在术前静脉给予维生素 C,以降低毛细血管通透性,避免出血,在生理期刚开始的 2~3 天,禁止给止血药。即将结束时可给适量的止血药。术后一周加强冰敷,比正常多 1 小时左右。

(7)药物对脂肪移植的影响:脂肪移植后的 4 周内禁服扩张血管类药和活血化瘀的中草药,如丹参、三七、红花等药物及相关的保健品。如日常口服小剂量水杨酸钠,应停药 2~3 周后再做手术。口服激素类药品,必须在控制症状和医学指标后病情稳定,口服为最小维持量,方可手术。

服用抗癌药、抗心律失常的药物、扩张冠状动脉的药物的客户禁止手术。

10.脂肪细胞移植后的存活时间　脂肪细胞移植后存活时间的

长短与年龄、身体健康状况、个体差异、疾病、不良嗜好都有直接的关系。一般来讲:年龄越小,成活率越高,持续时间越长(可达终身)。只要脂肪成活,通常就不会消亡。如下巴,如果脂肪移植成活,终生不会消除。随着年龄的增长,成活率会有明显的下降,特别是 60 岁以上的人。但即便是高龄人,如果脂肪顺利地成活,维持5～10 年是没有问题的。恶性肿瘤、代谢性疾病(如糖尿病)、免疫性疾病(如艾滋病)等病症,不仅影响成活率,也减少脂肪移植后的持续时间。吸毒者脂肪移植的存活率很低。运用药物减肥者,脂肪移植的存活率低,并且维持时间短。

　　因此,接受脂肪移植术的人,年龄越小越有益处。

第八章

脂肪移植的面部美学及设计

一、面部的美学原理

1. 鸭蛋原理　鸭蛋有 3 个特点,首先鸭蛋是椭圆形,但是是不规则的椭圆,为一端大一端小。二是无论从哪个角度观察,鸭蛋的线条都是那么的流畅、柔和。三是鸭蛋的长宽比例接近于黄金分割。观察、研究好鸭蛋,就能把面部轮廓的美学做好。

面部的轮廓如果从正面看形如鸭蛋,就非常美。但有 3 点需要指出:①上端必须大,下端必须小,形成额头宽、下颌角小、下巴尖的鸭蛋形。②面部轮廓的线条也如鸭蛋柔和、流畅。③面部的长宽比例要适当(接近黄金比例),这样的脸才真正漂亮。而且正面看为鸭蛋形的脸,侧面看一定为瓜子形。

2. 四凸三凹

(1)"四凸"指的是:①额部,以面部正中线(经过鼻尖、下巴尖)与两眉头连线至额发际线,近下(靠近眉头连线)1/3 处交点为最高点;②鼻尖;③唇珠;④下巴尖。

(2)"三凹"指的是:①双眼之间,鼻额交界处(鼻根部);②唇珠的上方,鼻小柱下方,人中沟。女性的人中沟都很深,人中脊明显。③下唇及下巴下方有一个小小的凹陷。

3. 三庭五眼

(1)三庭:指的是脸的长度比例,把脸长3个等分,前额发际线至两眉头连线,两眉头连线至鼻尖底部,鼻尖底至下巴最低部,每部分各占脸长的1/3。

(2)五眼:指的是脸的宽度比例,以眼形长度为单位,把脸的宽度分成5个等分,左侧发际至右侧发际,为五只眼形。两眼间有一只眼睛的间距,两眼外侧至侧发际各为一只眼睛的间距,各占比例的1/5。

4. 黄金分割原理 黄金分割最早见于古希腊和古埃及。黄金分割又称黄金率、中外比,即把一根线段分为长短不等的 a、b 两段,使其中长线段的比(即 $a+b$)等于短线段 b 对长线段 a 的比,列式即为 $a:(a+b)=b:a$,其比值为 0.618 033 9……这种比例在造型上比较悦目,因此,0.618 又被称为黄金分割率。

由于黄金比例能对人的视觉产生适度的刺激,长短比例正好符合人的视觉习惯,因此,使人感到悦目。黄金分割被广泛地应用于建筑、设计、绘画等各方面,同时也是我们美容学的美学基础。

最简单的方法就是按照黄金分割率 0.618 排列出数列 2、3、5、8、13、21……并由此可得出 2:3、3:5、5:8、8:13、13:21 等无数组数的比,这些数的比值均为 0.618 的近似值,这些比值主要适用于画面的长宽比例,我们人体器官的比例,许多都符合黄金比例。

5. 面部器官的比例数据

(1)眼的比例数据:一般亚洲人的眼裂高度(上下径)为 7~12 mm;宽度(左右径)为 25~30 mm。

眼睑分上睑和下睑,上睑上界为眉下缘,下界为上睑缘。下睑上界为下睑缘,下界移行于颊部皮肤,通常以眶下缘的相应部位为界,下接苹果肌。

下睑下界与苹果肌交界处有一条浅沟,称眶下沟。在美学中很有意义,无经验的医生在做眼袋或做苹果肌手术时,容易将其忽略。上睑缘上方4~8 mm处有一条皮肤皱襞,称上睑沟又称重睑(双眼皮)。中国人重睑发生率为52%。

有无双眼皮是否好看,取决于眼裂高度与宽度的比例。我们把眼裂的高用 H 来表示,眼裂的宽用 L 来表示。如一个人无双眼皮,$H=7$ mm,$L=25$ mm,那么 $H/L=0.28$,如果给他做重睑8 mm,把重睑线作为眼裂的高,那么 $H=15$ mm,$H/L=0.6$。接近于黄金比例0.618。实际上我们人的视觉已经把重睑线误认为眼裂的高,所以双眼皮看上去好看。下睑缘下方2~6 mm处一般会出现一条皮肤隆起称卧蚕,美学中也有很大意义。

(2)鼻的比例数据:正常情况下人的鼻长为60~75 mm,鞍鼻的长度一般小于58 mm。鼻根部的鼻梁高度一般不低于9 mm,男性约为12 mm左右,女性为11 mm左右。鞍鼻鼻根一般都低于7 mm,术后要达到9~11 mm。鼻尖的高度相当于鼻长的1/3,正常鼻尖为半球形,鼻孔呈卵圆形。

1)鼻面角:前额至尖牙的垂直线与鼻背线的夹角(鼻梁与面部平面的夹角),亚洲人一般为25°~30°。

2)鼻唇角:鼻小柱与上唇(人中沟)所形成的夹角,正常为90°。大于90°为朝天鼻,小于90°为鹰钩鼻。

3)鼻额角:鼻背与眉间形成的夹角,欧洲人一般小于120°,亚洲人一般为120°~130°。

鼻额角的顶点即鼻的“黄金点”,黄金点位于两内眦连线的中点。此角与此点关系到鼻的形态美、曲线美和谐美与自然美,若角度过小,鼻梁低或眉间高,鼻的形态欠美。若角度大,鼻梁高或眉间低,鼻的形态欠和谐;若过大,形成通天鼻,不但不和谐,而且还显得“凶”。鼻额角的顶点高于“黄金点”,鼻则变长,反之则短。

(3)唇的比例数据:口唇上起至鼻底,下至颏唇沟,中部有一横裂隙,称口裂。口裂将唇分为上唇和下唇,两唇相交于口角。

1)人中:位于上唇的中央,呈上窄下宽底尖的梯形,成人上宽6~9 mm,下宽即唇峰间宽8~12 mm,中央为一浅沟,称人中沟,该沟在上唇弓缘上3~5 mm处较深,称人中窝。成人上唇的高度一般为15~18 mm。

2)唇珠:上唇红唇缘正中,向下、向前突出部为唇珠。两侧红唇稍欠丰满处称唇珠旁沟。在两沟区,下唇红唇比上唇厚约20%,红唇区有纵向细密的皱纹。

3)唇弓:红唇和白唇的交界缘,呈弓背形称唇弓缘,上唇弓缘微隆起,与人中嵴相接处形成两个等高的峰顶角,称唇峰。唇峰角一般为160°。唇弓的中点低于唇峰并微微向前突出,称人中切迹或人中点。

4)唇颏沟:下唇与颏部交界处形成一沟,名唇颏沟。该沟过深或过浅预示有咬合或颌骨畸形的存在。

5)口裂宽:两口角之间的距离为口裂。可分为窄形(小口)(30~35 mm)、中等(正常)(40~45 mm)、宽形(大口)(50~55 mm)。

(4)下巴的比例数据:下巴又称颏,是下唇以下两口角线之间的部分。下巴是面部美学的重要标志之一,使面部各结构保持协调、均衡和统一。

1)下巴的高度:正面观,在鼻根部和鼻小柱根部作两条水平线,将面部上、中、下三等分(三庭)。下面的1/3经口裂再三等分,上唇(鼻小柱根部至口裂)占1/3,下唇到颏缘(口裂至下巴最低点)占2/3。也可将下唇到颏缘的距离,以颏唇沟最低点为界两等分,即下庭再三等分,分为上唇、下唇(口裂至颏唇沟最低点)、颏(颏唇沟最低点至颏缘)。

2)下巴的突度:侧面看,鼻根部向颏引一条垂线L1,再从眼正中眶下缘引一条垂线 L2。可将颏的突度分为正常、前突、后缩 3 种类型。其中正常指颏部在 L1、L2 两条垂线之间,前突指颏部超过 L1 垂线,后缩指颏部后缩超过 L2 垂线。标准的颏突度是颏前点紧贴于 L1 垂线。

3)颏唇沟的深度:颏唇沟深度是指侧面观颏唇沟最低点与颏突部最高点的距离,一般男性 13 mm 左右,女性 7 mm 左右。

4)鼻、唇、颏的关系:鼻尖至下巴突度前点的平面(审美平面也称 E 线),要求上唇距此线比下唇略大一些,一般认为上唇约距 4 mm,下唇约距 2 mm。

(5)面部的比例数据:①鸭蛋原理(略);②三庭五眼(略);③四凸三凹(略)

(6)耳的比例数据:

1)耳郭的长轴与面部的正中线呈 13°左右的夹角。耳的长度一般为 65 mm 左右,耳郭的宽度男性一般为 31~34 mm,女性一般为 29~33 mm。耳甲的深度为 15 mm,耳郭与颅侧壁呈 30°角,耳甲与颅侧壁呈 90°角。

2)耳垂的大小差别很大,大都呈花瓣形,耳的脂肪移植部位主要是耳垂,能有效地改善耳垂的大小。

(7)眉的比例数据:眉毛位于眶上缘,呈弧形,最高点位于中外 1/3 交界处,称眉峰。眉分为眉头、眉体、眉峰、眉尾。

二、脂肪移植的面部设计

面部设计的目的是找出面部的凹陷部分,把脂肪移植进去,使其与邻近组织协调、流畅。其相邻及部位也能达到提升、除皱的目的。当然这些部位更要注重与周围组织的协调。其次是要把凸出部分找出来,通过其他方法消除其凸出部分。

通过填充、提升、消除等手段使面部达到我们理想的轮廓、凸凹和形态,进而实现年轻、美丽、协调。

通俗地讲我们的方法就是:第一部分是加法,第二部分是相关、影响,第三部分是减法。

1.额部的设计　额部的设计包括两侧颧弓上、发际、外眼眶、眉及鼻根为基线,所包围的范围。是面部最大的区域。其中最易凹陷的是两侧太阳穴、前额的冠状沟。

前额的脂肪移植要以命宫(面部正中线与前额冠状沟交点)为最高点,整个额部呈流线型。额头窄的人额部要突出一些、大一些。额头宽的人切忌额头夸张,填补凹陷即可。

额部的画线没有固定范围,此区域内要把凹陷画出,凹陷重的要画双线以示提醒,凹陷轻微的画单线。额部注重整体美观度,塑出的额头要高点突出、整体高度适宜,线条要流畅、优美,要无明显皱纹,还要与周围组织衔接自然。切忌过高、过宽的寿星头,韩国人特别喜欢寿星头,但不符合绝大多数中国人的审美。

额部的脂肪移植一般需 10~20 mL 脂肪,甚至更多,要分两层移植。

2.颞部的设计　主要是太阳穴,凹陷较多。此部位要注意下部与颧弓的连接,上部与额的连接,前部与外眼眶的连接。

太阳穴的设计:外侧鬓角发际、下侧颧弓上缘、内侧眶骨外侧缘上与额部连接画线。

有人的太阳穴凹陷比较深,加之颞部血管、神经十分丰富,所以在移植脂肪时,要掌握神经和主血管的走向。分层种植时不可过深,切记点种,确保每点种一次。每次脂肪种植要小于 0.013 mL(每1 mL 脂肪点种80 次以上)。一般太阳穴移植3~5 mL 脂肪,分3 层移植。

3.眼眶部的设计　外眼眶的种植要少、精确、浅,在消除眼部鱼尾纹的同时要特别注意与颞部的衔接。

眼眶部包括外侧、下侧，上侧与眉相重叠，内侧与泪沟重叠。外侧主要是沿眉尾与颧骨间画一条向内弯的线，以眶骨外侧缘的走向为标准，不得超过外眦，与太阳穴自然衔接。

要以下侧与眶骨下缘为标准，不得超越眶骨下缘，一定要保留眶下沟和卧蚕。

眼眶部做脂肪移植的目的是与周围组织自然衔接、消除皱纹、显露人体的自然凸凹。

4.眉的设计　把眉头眉峰显现出来，要注意最高点眉峰与额部、眼部的衔接，距离不可过宽。

眉要略高出周围，一是为了眉的立体感；二是对上眼皮有提升作用，但眼窝比较深（抠眼）的人，切忌把眉做高。

眉的设计以眉的自然走向为标准来画线，做脂肪移植时用8号长针头即可，从眉尾入针，一般整个眉用1 cm。

5.鼻的设计　要注意移植后鼻的长度，短鼻要适当把鼻做长一些，即将鼻根的最低点向上（额部）调一些，但一般不超过1 cm，要依据面部三庭的比例来操作。另外重建后的鼻根最低点，要重新设计鼻额角。三庭比例合适的切勿将鼻拉长。

鼻的高度要参考苹果肌、下巴、额头的高度，不能一味求高。在原来的基础上不得超过4 mm，否则不自然。鼻梁的形状切不可太宽，否则影响美观。

鼻在移植脂肪时分3层，第一层鼻背筋膜与骨膜间；第二层鼻肌间；第三层皮下。一般鼻植入2 mL为宜，第一层植入1 mL；第二层植入0.6 mL；第三层植入0.4 mL，均匀地植入，这样做出来的鼻子才好看、自然，横面如金字塔形。

6.苹果肌的设计　苹果肌与泪颊沟相重叠。

苹果肌，以内眦垂线与下眶骨最低点水平线交点为内点，以瞳孔外缘和外眦连线的中点垂线与下眶骨最低点水平线的交点为外点,以眼中线与鼻翼沟高度的水平线的交点为下点,组成的一个近似鸟巢(半月)形部位。

泪颊沟是泪沟穿过下眶骨的延长线。泪沟是内眦向外延伸的一条浅沟,泪沟人人都有,属正常。泪颊沟影响面容,使人显老的3个八线(泪颊沟、法令纹、口角纹)中的第一个八。设计泪颊沟时以泪颊沟的走向线为参考基线,画出宽约3 mm、两端为锥状的钝头线。

苹果肌的脂肪移植要以半月形的中点为最高点,与周围组织自然衔接。苹果肌分3层:骨膜、肌层、皮下。一般移植2 mL脂肪为宜。

泪颊沟一层注射(皮下)即可。从泪颊沟的下端进针,根据泪颊沟的长度、深浅,移植0.4~0.8 mL脂肪。

7.下巴的设计　下巴的设计由脸型、面部比例关系来决定。一般有3种情况:一是下巴短,三庭比例下庭小,要将下巴拉长。二是下巴长度比例合适,下巴后凹,显得嘴巴突出,需将下巴向前凸出。三是既拉长又做凸。另外据面部整体来决定下巴的大小(宽窄)。

设计下巴,首先要在下巴上画出面部的正中线,再依据上述3种情况画出一短横线,与正中线交叉,这是脂肪移植的最高点。如果是第一种情况,下颌骨的下缘为交叉最高点。第二种情况,下颌骨前缘为交叉最高点。第三种情况,与面部呈45°角下颌骨前下缘为交叉最高点。

下巴的脂肪移植可分3~4层,分别为骨膜、肌层,视肌肉的厚度和塑型的需要分1~2层、皮下。

下巴可移植脂肪为2~4 mL,特别短小的下巴最多可移植6 mL脂肪,但一定要注意皮肤的张力、血运情况,移植的面积要大些。

8.唇的设计　唇的设计要依据唇的正常生理结构,要将唇珠、唇峰标记出来。

（1）上唇的设计：将唇珠标记为近似于等腰三角形的长 0.6 ~ 0.8 cm 的圆，底朝口裂。在两侧唇峰下，唇珠旁沟向外两侧约 1 cm 分别画一曲面朝唇峰，底面平行于口裂，宽约 1 cm 的半圆。唇的脂肪移植以上述 3 点为重点，其他为辅助，相互间衔接要均匀。一般唇珠移植 0.3 ~ 0.5 mL 脂肪，两侧唇峰下移 0.5 mL 左右脂肪。

（2）下唇的设计：一般下唇唇珠下方最高（厚）处为均匀的条索状，一般比上唇稍厚，最厚处比上唇厚约 20%。下唇脂肪移植时要注意衔接匀称，一般移植总量为 0.8 mL。

9. 法令纹的设计　沿法令纹走向，画出宽 0.4 ~ 0.6 cm 的标记线。法令纹一般移植 2 ~ 3 层，分别为底层、肌层、皮下。移植量的多少依据法令纹的长度和凹陷深度为参考。一般一侧不超过 2 mL，要特别注意与苹果肌、上唇的衔接。

10. 泪沟及泪颊沟的设计　在苹果肌的设计中已述泪颊沟的设计，不再重复。泪沟一般不进行脂肪移植，除非凹陷特别严重。即便如此也要适可而止，一般一侧的脂肪移植量不超过 0.3 mL。移植时切勿过深，仅在皮下一层。

11. 面颊部凹陷（耳前凹、面颊凹）的设计　耳前凹一般起始于鬓角与耳轮脚或耳屏交界处，沿颧弓及颧骨向内下延伸，形成一条狭长的凹陷沟。一般长 5 ~ 7 cm，宽 2 ~ 3 cm，越消瘦凹陷越深。如果一个人的太阳穴和耳前凹都很深，那么颧弓、颧骨就显得很高。

面颊凹是面颊在颧骨下形成的一个沿颧骨下缘呈弯状的凹陷，它位于鼻翼的外侧，法令纹的外上侧，口角平行线的上侧。可以与耳前凹连接，也可独立形成。面颊凹与耳前凹相比，较短、较窄、较浅。

耳前凹、面颊凹的设计都是沿凹陷的边缘画线，耳前凹一般视凹陷的长短、深浅移植 3 ~ 6 mL 脂肪。面颊凹一般移植 3 ~ 4 mL 脂肪，分两层，切勿过深。

12.面部松垂的设计 面部的松垂一般有3种情况,一是上眼皮瞳孔外侧松垂,形成三角眼;二是苹果肌下垂,使原位苹果肌凹陷、法令纹加深;三是面颊部脂肪组织下移,在下颌骨两侧、下颌体处堆积形成两坨臁肉,使口角纹加深。四是下颌松弛形成双下巴。其中第三、第四种情况最为常见。

眼皮的松垂,通过微整形不能解决,只有通过重睑手术,切掉一些多余的皮才能解决。第二种情况一般通过重建苹果肌、填充法令纹,使其得到明显改善。第三、第四种情况的设计是将松弛突出部分画出标记,通过溶脂或吸脂的方法解决。

13.口角纹的设计 口角纹又叫木偶线,是起始于两侧口角向外下延伸的八字形凹陷沟,也是面部第三条"三八"线(其余两条是泪颊沟、法令纹)。

沿凹陷沟画出宽0.6～1.0 cm的标记线,口角线的出现常常伴随奴仆宫的凹陷。若奴仆宫出现凹陷,就要标记出凹陷线,一般为以下颌骨为底,以口角为顶端的三角形。

口角线一般移植1.0～1.5 mL脂肪,分两层移植。奴仆宫一般需2～3 cm脂肪,分3层移植。

14.卧蚕的设计 卧蚕在面部美容中起重要作用。一般正常情况下卧蚕宽窄适中,有许多人在笑、眯眼或闭眼时才会显现。也有许多人的卧蚕比较宽,甚至被误认为眼袋。近年来随着美容手术的增多,一些人在切除眼袋误把卧蚕切掉,并且未重建,严重影响美观。

用脂肪重建的方法,适用于卧蚕过窄或眼袋手术后无卧蚕的人,卧蚕过宽需通过手术来解决,不适用于脂肪移植。

卧蚕的设计:在下睑距睫毛根部2～3 mm距离,起始于距泪阜垂线3～4 mm处,与下睑缘平行至外眦垂线止。用8号针头由外眦处入针至起始点,然后边退边缓慢注入脂肪,前1/3少注入,后

1/3 多注入。注入脂肪多少的标准是：中 1/3 的宽度比前 1/3 宽 1 倍，后 1/3 的宽度是前 1/3 的 1.5 倍，线条连接要顺畅，形成一条从头（内眦）至尾（外眦）越来越宽的凸起。一条卧蚕需注入脂肪 0.3 ~ 0.4 mL。

15. 耳垂的设计　适用于小耳垂的人，用 8 号针头，一般从耳垂与耳轮交界处进入，沿耳轮外线入针到耳垂与面颊交界处，边退边注入脂肪。然后在第一次注入脂肪形成的隆起上方入针，进行第二次注入脂肪。以此类推进行第三次注入。若有耳洞，在第二次注入时应在耳洞下，第三次注入应在耳洞之上。每只耳垂一般需 3 次反复注射脂肪即可。每只耳垂需注入脂肪 0.6 ~ 1.0 mL。耳垂的脂肪移植不可过量，过量会影响血运，造成耳垂皮肤坏死。

16. 人中沟脊的设计　适用于人中沟脊不明显的客户，按照人中沟脊原有的走向，从唇与皮肤交界处进针，两条沟每侧打 0.1 ~ 0.3 mL 脂肪即可。

三、面部线性设计

面部线性设计是线条曲度在面部各部位的比邻衔接的走行。是面部美容的重要组成部分。不仅仅是面部，人体全身美学都可以用线性来描述，如：乳房是正玄曲线，其数学表达式为 $Y = A\sin(\omega X + \Phi)$（$X$、$Y$ 分别为 X、Y 轴）$+k$；理想而优美的腰部正面观（女性）为双曲，其数学表达式为 $\dfrac{y^2}{a^2} - \dfrac{x^2}{b^2} = 1$，身体任何部位都可用数学积分公式来表达。因为比较复杂，一般人不易理解，所以我们只给大家介绍一下，不重点叙述。

1. 轮廓的线性设计　面部的正面观（女性）是一个不规则椭圆，以两耳垂所连接的横线为界，上半部分近似于椭圆，下半部分更近似于开口向上的抛物线。轮廓的整条线要求流畅、柔和、优美，如果出现凹凸不平的曲线(线条不流畅)面部的美度一定受影响。

2.额头的线性设计　额头的线性设计是以额头中点为最高点的横竖两条抛物线,最高点一定在面部正中线与额头宽度(眉连线和发际线之间的距离),额头相对窄的为中点,额头宽的下1/3处。与太阳穴连接线要流畅无凹凸不平。

3.苹果肌与面颊部的线性设计　苹果肌正侧面观为1/5～1/4的圆形,面颊部正面观上半部为一支的1/2曲度较小的双曲线,与苹果肌相连接的有曲度,下半部1/2无曲度,上1/2曲线与下1/2无曲度的线呈15°～18°夹角。

4.鼻部的线性设计　正常的鼻正侧面观为夹角向上(鼻尖)的L形,夹角略小于90°。鼻背的正切面观为等腰梯形,上边为拱圆。鼻梁的正面观也是一个等腰梯形,两腰底接向外凸近似半圆的两鼻翼软骨。鼻的线条要求直、流畅、立线正。歪鼻、驼峰鼻、鞍鼻线条都出现了严重的问题。

5.下巴的线性设计　下巴正面观是一个开口向上的双曲线,正侧面观是一个向下、向前凸出的小球形。下巴与下颌角的连线对面部美非常重要,常常在口角下方出现凹陷。下巴不能太宽,太宽显得宽厚、笨拙,也不能太窄,太窄显得狐媚、刻薄。

第九章

乳房及人体其他部位脂肪移植的
技术要点

一、乳房的解剖特点

乳房为人类和哺乳动物特有的结构。女性乳房于青春期开始发育生长,在妊娠期和哺乳期有分泌活动。

1.形态　成年未哺乳女性乳房呈半球形,紧张而有弹性。乳房中央有乳头,其位置通常在第4肋间隙或第5肋与锁骨中线相交处。乳头表面有许多小窝,窝内有输乳孔。乳头周围有颜色较深的皮肤环形区,称为乳晕。乳晕表面有许多小隆起的乳晕腺。它分泌脂性物滑润乳头。乳头和乳晕的皮肤较薄,易受损伤而感染。妊娠和哺乳期,乳腺增生,乳房增大,乳头和乳晕有色素沉着而变黑;停止哺乳后,乳腺萎缩,乳房变小。

2.位置　乳房位于胸大肌和胸筋膜表面,上起第2～3肋,下至第6～7肋,内侧至胸骨旁线,外侧可达腋中线。胸大肌前的深筋膜与乳腺体后面的包膜之间为乳腺后间隙,内有一层疏松的结缔组织,但无大血管,有利于隆乳术时将假体植入。

3.结构　乳房由皮肤、脂肪、纤维组织和乳腺等构成。乳腺被脂肪结缔组织分割成15～20个乳腺叶,每叶又分为若干小叶。每一乳腺叶有一个排泄管,称为输乳管。输乳管在近乳头处膨大为输乳管窦,其末端变细,开口于乳头。乳腺叶和输乳管均以乳头为中心呈放射状排列,乳房手术时宜做放射状切口,以减少对乳腺叶和输乳管的损伤。

胸壁浅筋膜不仅形成乳腺的包囊,而且发出许多小的纤维束,向深面连于胸筋膜,在浅面连于皮肤,对乳房起支持和固定作用,称为乳房悬韧带或 Cooper 韧带。当乳腺癌侵入使其缩短时,会牵引皮肤凹陷,致使皮肤表面出现许多小凹,临床上称橘皮样变。

4.血管　乳房的动脉主要有胸廓内动脉的肋间前支、腋动脉的分支(胸外侧动脉、胸肩峰动脉、胸背动脉等)和上 4 条肋间后动脉的前穿支。在乳房的血供来源中,胸外侧动脉约占 68%,胸廓内动脉约占 30%。

乳房的静脉有浅、深静脉,深静脉与同名动脉伴行,汇入胸廓内静脉、肋间后静脉和腋静脉。胸廓内静脉是乳房静脉回流的主要静脉,也是乳腺癌细胞转移的重要途径之一。

5.神经　主要由锁骨上神经分支及第 2～6 肋间神经的前、外侧皮支分布,传导乳房的感觉。其交感神经纤维分布至乳房,支配腺体分泌和平滑肌收缩。

6.淋巴引流　女性乳房淋巴管丰富,分为浅、深两组。浅组位于皮下和皮内,深组位于乳腺小叶周围和输乳管壁内。两组之间广泛吻合。乳房的淋巴主要引流至腋淋巴结,部分回流至胸骨旁淋巴结、胸肌间淋巴结和膈淋巴结等。

(1)乳房外侧部和中央部的淋巴管:主要注入腋淋巴结的胸肌淋巴结,是乳房淋巴回流的主要途径。

(2)乳房上部的淋巴管:注入腋淋巴结的尖淋巴结和锁骨上淋巴结。

(3)乳房内侧部的淋巴管:一部分注入胸骨旁淋巴结,另一部分与对侧乳房的淋巴管吻合。

（4）乳房内下部的淋巴管：注入膈上淋巴结前组，并与腹前壁上部及膈下的淋巴管相吻合，从而间接地与肝上面的淋巴管相联系。

（5）乳房深部的淋巴管：经乳房后隙注入胸肌间淋巴结或尖淋巴结。胸肌尖淋巴结又称 Rotter 结，位于胸大、小肌之间，乳腺癌时易受累。

二、乳房脂肪移植的技术要点

1. 适应人群　主要适用乳房较小的人以及一部分要求增大乳房的人。

2. 脂肪丰胸的特点　脂肪丰胸有两大特点：首先乳房增多大不仅仅取决于术者的技术水平，更取决于客户身体脂肪量的多少。一般乳房小的客户比较瘦，脂肪量少，而相对肥胖的客户乳房一般都很大。因此，脂肪丰胸很难达到两个罩杯以上的要求；其次脂肪丰胸一般需两次以上才能达到较好的效果，一次则很难达到。

3. 脂肪丰胸的优点

（1）安全：脂肪丰胸一般比其他产品丰胸要安全得多。目前市面上还没有一种较理想安全的丰胸产品，大都用大分子玻尿酸、液状硅胶、动物胶原蛋白等来丰胸，不仅吸收过快而且还有许多安全风险，如过敏、导致乳房组织变性、误入血管引起栓塞等。假体相对这些产品略好一些，但长期存在于体内还有硅胶老化的风险。而脂肪丰胸是不存在这些风险的。

（2）效果好：种植的脂肪与乳房原有的脂肪组织是相同的、一致的。所以无论是形态还是手感都与自然生长的乳房一致。而其他产品不能分层次，只能在一两个层面注射；假体则是原有的形状不能改变。脂肪则是根据需要在不同的层面和不同的部位如乳沟、乳房外上限凹陷上进行填补，真正做到了雕塑。

（3）维持时间长：脂肪移植的本质是脂肪细胞的重新分配，一旦成活就会是长期的，甚至是终身的，通常在 10 年内是有保证的，但患有恶性肿瘤、减肥和严重的代谢性疾病的移植者除外。

4.脂肪丰胸的设计　乳房的外观（站立平视）以乳头为交点画纵横两条线（相当于数学中的 X 与 Y 轴），通过两轴可把乳房分为内上象限、外上象限、内下象限、外下象限 4 个象限。

乳沟在内上象限。一般来讲，内、外下象限由于重力的原因几乎不会出现凹陷和缺损。外上象限常出现凹陷，乳沟一般都不明显。所以乳房的设计一是要把凹陷、缺损补起来；二是要把乳房的形态做出来，脂肪移植后的乳房呈馒头状半球形。

乳房的设计大多以乳头为中心（乳头向外偏离锁骨中线 3 cm 以上的除外），以乳房的基底部为依据，画出乳房的轮廓。在轮廓内画出乳房的凹陷、缺损部位。如果乳沟较浅，就要画出乳沟。乳沟的设计是以两侧胸骨旁 3～4 肋间处为起点，向下、向外呈以半圆锥状形态，底部与乳房衔接好。

5.脂肪丰胸的技术要点　女性乳房的大小不是由乳腺组织决定的，即乳腺组织及细胞多的乳房不一定大，乳腺组织及细胞少的乳房也不一定小。乳腺组织的伸缩性很大，哺乳时乳腺组织迅速增大，哺乳结束后又会迅速缩小。不哺乳时，乳腺组织对乳房的大小甚至可以忽略不计。

我们常见一些哺乳女性泌乳量的一个现象，大乳房的一般泌乳量小，小乳房的泌乳量很大，这样的结果其中一个原因是因为大乳房的脂肪量多，占据一定的空间，从而限制了乳腺细胞及组织的膨大造成少乳。当然也不排除其他原因，但这一现象从另一方面说明决定乳房外形大小的因素是乳房脂肪含量的多少，而不是乳腺组织及细胞的多少。

所以，用脂肪移植的方法丰胸是对乳房外形改变最合理、最真实的、最与原组织相容的方法。

乳房的脂肪移植一定要注意移植的层次、位置。为了把移植层次和位置弄清楚，我们可以把乳房比作一个包子，包子馅是乳腺细胞和组织，包子底是胸大肌及其筋膜，包子皮则是包裹着乳腺组织的皮下脂肪。我们脂肪移植的层次和位置就是躲开乳腺组织，把脂肪移植在包子底和包子皮上。

移植时尽量不要把脂肪移植到乳腺细胞和乳腺组织内，因为乳腺组织及细胞极易形成增生、结节和包块，尽管脂肪细胞形成的结节、增生不会有严重的后果，却会给客户带来不必要的担心。

乳房的基底部是脂肪移植的重要位置，一般要分 2~3 层多通道点状移植，移植量为 50~80 mL，不要超过 100 mL，超过易形成"鸡蛋壳现象"，导致成活率减少，甚至形成包块，感染液化，造成严重后果。

乳房周围皮下脂肪层，要分 2~3 层多通道点状均匀移植，特别要注意乳房的外形线条与其他组织的衔接，一般一只乳房分 4 点入针，分别在 4 个象限，象限间交叉移植，通常总量为 60~80 mL 脂肪左右，尽量不超过 100 mL。

乳头下也要补充一些脂肪，否则乳头会形成内陷，但不可过多，一般 5~10 mL 即可。同时也要注意与整体乳房的线条和衔接。

在做乳房脂肪移植时，一般用 5 mL 注射器，每管（5 mL）点种 100 次以上，也就是说每点种一次为 0.05 mL 脂肪以下，切勿如注射玻尿酸那样无节制地注射，否则会误入血管产生严重后果。

总之每只乳房移植脂肪的总量应控制在 150~200 mL 左右，不可过多或过少。

6. 脂肪丰胸的注意事项　脂肪丰胸的注意事项与面部基本一致：在 2 周内不要剧烈运动，禁食辛辣刺激的食物、海鲜等，禁止饮酒、吸烟。除医生同意外，禁服药物、保健品，特别是含有活血化瘀中药成分药物。在 6 个月内禁止挤压、按摩、着热、减肥等。

另外几个脂肪移植丰胸后常出现的问题：

（1）淤青是脂肪移植过程中移植针刺破皮下血管造成的，一般 10 天左右消失，不影响效果。术前应用止血药能够有效地预防淤青。

（2）结节是脂肪移植过程中每次点种量较多（超过 0.3 mL 脂肪），每簇脂肪被纤维组织包裹造成的，一般 3 个月左右会逐渐消失。

（3）移植部位发硬是脂肪移植后组织中的成纤维细胞对移植的脂肪细胞包裹固定造成的，属正常现象，一般 3 个月后消失。

三、人体其他部位脂肪移植的技术要点

脂肪可移植到人体的任何部位，基于美观的需要，除面部和胸部外，也常用脂肪移植以下部位。

1. 臀部　臀部的脂肪移植适用于臀大肌欠发达，臀部较小、扁平，要求改善臀部的客户。臀部的设计是以臀的中点画纵横数轴，形成 4 个象限，在纵轴中、上 1/3 处为脂肪移植的最高点。

脂肪移植后臀部呈椭圆半球形，要注意与髂部、臀下部及正中骶尾部的过渡与衔接，必要时骶尾部也要少量移植一些脂肪，以防臀沟过深。

每侧脂肪移植量为 100 ~ 200 mL，分 2 ~ 3 层，不可过深，以防伤及坐骨神经和梨状肌。每侧分别在 4 个象限内分 4 点入针，交叉移植，臀部脂肪移植也用 5 mL 注射器，每管点种 100 次以上。较深部位，移植针插入后要回抽一下，看是否有回血，若有回血应立即拔出针头，按压 5 分钟，再换角度重复以上操作。

臀部移植脂肪后，除按一般的脂肪移植禁忌和注意事项外，要在 1 个月内坚持侧卧位睡眠，不可正卧位睡眠，否则移植的脂肪受

到挤压影响成活。

2. 腹部　腹部一般是进行过腹部吸脂或腹部手术后，由于吸脂不平或手术刀口粘连造成，把不平的凹陷画出，依据情况移植脂肪。

3. 女性会阴部　适用于阴阜、大阴唇及其周围欠丰满的组织。女性45岁后由于激素分泌出现问题，可使大阴唇瘪塌，影响美观。也有些客户由于较瘦或是先天因素形成阴阜、大阴唇瘪塌。

会阴部的移植术是对阴阜、大阴唇及其相邻组织进行脂肪移植。

阴阜一般移植50～100 mL脂肪，从腹部阴毛倒三角形的两个底角上方入针，阴毛区的中点为最高点，交叉移植。阴阜脂肪移植丰满即可，不宜过高。此区域脂肪移植入针要相对深一些，超过阴毛毛囊深度，以防伤及毛囊，导致阴毛脱落。

大阴唇的脂肪移植从阴毛处阴蒂上方入针，要特别注意以免伤到阴蒂，也不要从阴道下方肛门周围入针，因为这个区域不但操作不方便，而且血管较多易出血。每侧大阴唇移植5～10 mL脂肪，大阴唇的脂肪移植后形成两条加厚的唇。小阴唇一般不需要移植脂肪，还要注意与相邻组织的衔接。

第十章

移植脂肪的成活生长过程及并发症

一、脂肪细胞移植后的成活生长过程

在光镜下观察脂肪细胞在移植后的变化,刚移植后脂肪细胞相互分离或聚集,形成 10~30 个脂肪细胞块。1~3 天后脂肪细胞主要依靠受区渗出的组织液提供营养而存活。

移植后第 4 天,移植区与被移植区组织间的血管供应开始重建。

移植后第 5 天有轻微纤维生长,移植的脂肪和邻近的组织被纤维包膜包裹,纤维隔开始形成,移植的脂肪具有正常的脂肪结构,脂肪细胞也呈现正常形态,移植区中心处于缺陷状态,其周围可见中性粒细胞浸润,也可见少量巨噬细胞移植区外周纤维隔可见血供重建。

移植后第 10 天纤维变性加剧,移植物包膜变厚,纤维间隔增加,脂肪小叶呈初始形态。

移植后第 15 天移植组织可见小囊肿形成,中性粒细胞与巨噬细胞增加,血供重建增加。

移植后第 20 天纤维增长较前明显加剧,出现较厚的移植物包膜与片状纤维隔、富含脂质的巨噬细胞,小囊肿数量增加。

移植 40 天后可见大量的巨噬细胞吞噬坏死的脂肪细胞。两个月后移植的脂肪细胞胞浆可见空泡样脂滴,显示活跃的细胞功能。100 天后移植的脂肪细胞胞浆内脂滴增加并相互融合,使细胞形态呈圆形,细胞核被挤向边缘,分化为成熟的脂肪细胞。

6个月后,移植的脂肪细胞大部分已分化为成熟的脂肪细胞,移植区的组织结构类似正常的脂肪组织结构。

综上所述,脂肪细胞移植后1个月内是脂肪细胞的成活期,是脂肪移植成败的关键期;1～3个月是脂肪细胞移植后的成熟期,在这一期内脂肪细胞由不成熟(主要是缺血造成的)变为成熟,由没有分化繁殖能力到分化繁殖力成熟;6个月后为移植的脂肪细胞的稳定期,从这一期开始,移植的脂肪细胞真正成活。

对于脂肪细胞移植的二次修复期,我们定为8个月以上,正是考虑脂肪细胞移植的过程和规律,需要脂肪细胞成功移植并到了稳定期后,修复最为理想,否则会影响第一次脂肪细胞的成活(图10-1)。

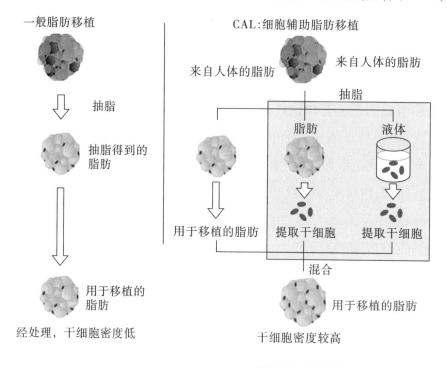

图10-1 脂肪移植细胞处理过程

二、移植脂肪的并发症

（一）感染

面部血供良好的，一般不会发生感染。感染的常见原因为术中消毒不严格，吸脂、冲洗脂肪或注入脂肪时有污染或受区局部原有面部炎性疾病。感染一般于 5～7 天后出现，局部发生红、肿、热、痛，严重者局部皮肤潮红、青紫或吸脂切口、进针点不愈合。故要求术前完善术区检查与准备，术中消毒务必严格，术后常规使用抗生素 3～5 天，以预防感染。术中每一个环节都要严格无菌技术、熟练操作，注入的脂肪要均匀分布，不要聚集成块，致中心区域因缺血坏死而形成隐患。要严格掌握适应证，慎重筛选受术者。一旦发生感染，应积极使用抗生素治疗，加强局部换药，一般 3～5 天后症状可明显消除；严重者应切开患处用抗生素冲洗，去除坏死组织，留置负压引流，有空腔时则需要加压包扎，一般经积极处理后即可痊愈。

（二）出血、血肿

出血、血肿多因供区抽吸脂肪或受区注射脂肪时伤及血管、受术者有凝血机制障碍、术后加压包扎不当等原因造成。这就要求医生要熟悉局部解剖，术中细心操作，抽吸时采用扇形隧道式抽吸技术，一手平置于皮肤表面以感知和掌握抽吸的方向及深度，并避免抽吸的层次深浅不均。注射时动作要轻柔，适当用力，避免暴力操作，同时掌握好层次，尽量避开大血管的部位，所用的注射针头要选用带侧孔钝头。术后注意冰敷，预防出血；若出现血肿后可用针管穿刺抽吸后局部加压包扎，必要时在直视下清理血肿，去除凝血块，盐水反复冲洗后加压包扎，同时可肌内注射或静脉滴注止血药物。

（三）硬结

脂肪颗粒注射不均匀或同一部位注入过多会造成脂肪颗粒聚

集成块,受区注射的脂肪向中心聚集,使疏松的脂肪组织体积缩小,被周围纤维组织包裹成球状;或术后没有适当按摩、塑形,也没有适当地加压包扎,造成局部脂肪堆积分布不均匀;或脂肪细胞失活钙化形成纤维组织节而产生硬结。故注射时应将脂肪颗粒均匀散开,尽可能多点注射,避免一次注射脂肪过多。术后一定要适度按摩揉压,使聚集的脂肪分散。乳房的硬结一般无不适症状,除局部适当按摩、热敷外可不做其他特殊处置,待其自行吸收。为避免日后无法辨别乳腺肿瘤与钙化的脂肪颗粒,切不可将脂肪注入乳腺腺体内,造成乳腺筛检时的干扰。

(四)脂肪囊性变

脂肪囊性变多发生在大量隆乳术注射颗粒脂肪时。与身体其他部位的组织凹陷充填不同,脂肪颗粒移植隆乳需要较大的量,需多次累加注射移植,较易发生脂肪囊性变。移植的脂肪量过大,与依赖存货的基底床的比例失调,就会因缺血、缺氧而液化。在早期坏死灶尚未液化时,由于炎症和纤维包裹反应,可表现为较硬的实性包块,伴有疼痛。当坏死灶液化形成囊腔时,可有囊性感,其囊膜内含有黄色油性液体及珍珠样脂肪小球,囊腔大约于术后3个月形成。因长期脂肪液化、坏死,加之脂肪变性纤维化、钙化成完整的囊壁,使囊壁逐渐分泌出许多液体,造成肿块增大。

防止脂肪囊性变的关键是移植脂肪早期营养需求量不超过基底床所能提供的范围。已形成的囊性变可待囊壁形成后通过手术摘除,术后加压包扎。钙化的脂肪颗粒和纤维组织可待其逐渐形成干酪样变,通过手术摘除。

要尽可能避免出现脂肪囊性变,因为它不但影响乳房的手感,而且可能影响对乳房包块的诊断。这是目前对颗粒脂肪隆乳应用具有争议的重要问题。

（五）脂肪液化

脂肪坏死产生的液化和钙化是自体颗粒脂肪注射隆乳的最大的风险。脂肪液化的发生率与脂肪颗粒的注射量成正比。因注入失活的脂肪细胞过多；或注入脂肪不均匀；或同一层次、同一部位脂肪注入过多，颗粒脂肪未能与移植床广泛接触而自行聚集成块，周边组织可能成活，中央区则逐渐发生坏死、液化。另外，因移植床脂肪损伤严重，出现血肿、感染等影响注入脂肪的成活率，也会造成脂肪的坏死、液化。

在早期坏死灶尚未液化时，由于炎症和纤维包裹反应，可表现为较硬的实性包块，并伴有疼痛。当坏死灶液化形成囊腔时，可有囊性感，其囊膜内含有黄色油性液体及珍珠脂肪小球。若液化的脂肪未能在受区很快吸收，液化区就会逐渐增多增大并出现波动感，在皮肤浅表区尤其明显。发生脂肪液化出现红、肿、热、痛等症状时，除给予抗生素抗感染治疗外，必要时还可于液化区边缘或附近隐蔽处进针，穿刺抽出液体，用抗生素液体冲洗，然后加压包扎。若液化区较大，则需负压吸引引流。

避免颗粒脂肪移植出现液化的关键因素是严格控制脂肪注射量，尽可能多层次、多点、均匀注射；避免同一部位注入过多，要使注入的颗粒脂肪最大限度地接触到受区组织，以期最大限度地获得早期营养的血供重建。另外，脂肪尽量不要冲洗、洗涤。即便进行脂肪的冲洗也要轻柔仔细。

（六）脂肪瘤

脂肪瘤主要因注射的脂肪颗粒聚集成块，刺激宿主细胞转化增生所致。因此注射脂肪颗粒要均匀，术后要将聚集块按摩散开。若已呈现瘤样增生，则只有进行局部组织切除。

（七）过度矫正和矫正不足

由于自体颗粒脂肪移植后的高吸收率，为了避免二次手术，我们通常选择超量注射。但由于受区血供及个体吸收差异，脂肪吸收较少时易发生充填过多矫正过度；受区脂肪颗粒注入过多，会造成外形欠佳，局部产生不平整或有凸起感；若面部填充过度，会产生局部水肿样改变，影响外观。由于一次注入脂肪颗粒量太多会增加并发症的发生率，因此术前应合理估计需脂量。面部凹陷充填一般超量注射30%左右，若发生填充过多，则可在原进针点用针管吸出多余的脂肪。由于脂肪吸收率的多少无法预测，可造成矫正不足。

(八) 皮肤不平整

吸脂部位皮面不平整多因脂肪抽吸不当或未在皮下保留一定厚度的脂肪层并抽吸过度引起，受区皮面不平整与注射不均匀、未按摩平整等有关。防止皮面不平整的最好方法是术中精细操作。严重的凹凸不平可用细的吸脂针进行抽吸修整，也可通过再次注射少量颗粒脂肪充填矫正。

(九) 色素沉着、感觉迟钝

切口或注射进针点出现色素沉着及术区感觉迟钝，常为暂时性，与个人皮肤易发生色素沉着及术中损伤末梢神经有关，一般可在3~6个月逐渐恢复。

(十) 脂肪栓塞

脂肪栓塞是自体脂肪移植最严重的并发症，发生率极低。国外有报道1例眉间区脂肪移植的受术者，术后出现失明。因此，注射时动作要轻柔，避免粗暴，注射前注意回抽。常选用2.5 mL、1 mL注射器带钝头针进行注射，以免刺伤血管。注入压力过大时会将脂肪注入血管，可发生脂肪栓塞，引起严重的并发症。

第十一章

脂肪移植医学文案

　　脂肪移植是一个微整形小手术,需要有完整的记录,以备查。照片是医疗美容档案的重要组成部分,也是客户二次手术、修复、治疗的重要参考,还是医疗美容手术效果的重要依据,更是医疗美容医疗事故和纠纷的重要证据。

一、医疗美容档案照片的拍照、制作、保存

(一)照片的拍照

　　1.相机　档案照片要求要用正规相机拍照,不可用手机、平板或其他成像器材拍照。有条件的单位及医生最好用单反相机拍照,无条件的可用卡片机,但相机的像素必须在1 000万以上。使用卡片机时要把焦距调到最低,拍照者要靠自己移动脚步调节所拍照片的人物大小及边框,切勿调焦、调节,以免失真。

　　2.拍照人员　应对拍照人员应进行培训,使其对拍照的光线、背景、角度要充分掌握。一般情况下,白天尽量不要用闪光灯,用自然光效果好,真实性高。不要逆光,左右光线要柔和,反差不要过大;如果在晚上,就要用闪光灯。在没有辅助光源的情况下,就必须用子母闪光灯,特别注意不要使照片出现灯光阴影。背景一般选白色或蓝色,没条件的用浅色,切忌用红色或黑色。角度要平视,相机镜头呈水平,与被拍照人的鼻尖处于同一水平。

3. 被拍照人客户的要求　素颜是医疗美容照片必须要求的，客户在拍照前要洗去面部的粉底、腮红等化妆品，充分暴露面部的真实情况如肤色、肤质、瘢痕、毛孔、痘坑、痘印等情况；要摘掉眼镜、美瞳、假睫毛等物品；要充分暴露全面部，把额头部的发（刘海）固定在头顶部，把整个额头暴露出来，鬓角的头发向后梳，把双耳暴露出来；面部不要带表情，不要大笑或微笑，因为大笑或微笑都可使面部的真实情况改变，如法令纹加深、酒窝出现或加深、苹果肌移位、口角纹消失、鱼尾纹出现等；另外不要露齿。

总之，医疗美容档案照片的要求是素颜、面部全露、无修饰、无装饰、无表情、角度端正。

4. 拍照照片的要求　一般情况要求最少 5 张。分别是：正面 1 张，左、右斜侧面（正位与正侧位之间的 45°角度）各 1 张，左、右侧位各 1 张。特殊情况要拍照，如斑、痘坑、痘印、瘢痕等。

（1）正面的要求：由拍照者安排被拍照的人的姿势，正面坐姿、站姿都可。头部端正，不可斜，不可上仰或低头。取景要把头部放在照片的中心，以被拍照者面部正中线（鼻梁线）为照片的正中线，上部头发全部取到，边框到头部要留一定的空间，一般留照片整体上、下距离的 1/15 ~ 1/10。下线一般以露出胸部锁骨位置为好。左、右距离要均等一致。

（2）斜侧照片的要求：斜侧照片主要是拍照客户的一面面颊部，以被拍照者眼外眦垂线为正中线，上框与正面照片一致，下框暴露颈部。拍出半侧额部的轮廓、凹陷，眉的情况，眼周的情况，鼻部的侧廓，眼部的松垂度、鱼尾纹，有无耳前凹，苹果肌的状态，下巴的兜度、长度及外轮廓，下颌角到下巴（下颌线）的轮廓。

（3）侧位照片的要求：侧位照片与正位照片呈 90°角，以耳屏前鬓角最下端的垂线为正中线，上框与正中照片一致，下框要暴露整个颈部。主要拍照一面面颊，太阳穴的凹陷及额的侧轮廓，眉骨、眉弓及眉梢的情况,颧骨及苹果肌的外轮廓,鼻的侧轮廓,唇的外形,下巴的侧轮廓,耳前凹及耳的情况。

(4)局部照片:局部有特殊情况时,要拍局部照片,如瘢痕、红血丝、酒渣鼻、眼周皱纹、毛孔等,拍局部照片必须有相应的面部整体照片与之相对应,即必须面部整体照片对应的部位以印证局部照片就是其本人,否则易产生误解。

5.对比照片　对比照是把术前与术后的两张或几张照片进行拼图,使之成为一帧照片。这是最常用的一种方法,具有可比性强、冲击感强、客户认可度好的特点。

对比照必须是同位照片,角度、边框、姿态要一致。必须要求术前、术后均为素颜照片,不加任何美图、修饰、修改。否则就不具有真实的可比性、缺乏真实感。

(二)照片的制作

制作档案照片与其他电子文书一同保存制作。对某一个客户做文件夹,一般文件夹以客户姓名来命名,然后对其进行编码、分类。

分类一般按时间、地域、姓氏来分。时间一般以年为期,地域按省、市、区分,姓氏以姓氏笔画为序。

(三)照片的保存

保存医学美容档案照片主要是做好备份,一般至少备份3份,以移动磁盘为主,每年还要对本年度的档案要进行光盘刻录。

二、电子医疗美容文书的制作及保存

电子医疗美容文书是重要的医疗文件;是客户的身体情况、术前情况、术后情况、恢复情况、麻醉情况、用药情况效果、审美观、需求以及各种术前同意签字的综合记录;也是对效果判断、修复、二次手术及医疗美容事故和纠纷的重要证据。

医疗美容文书首先是医疗文件，所以与其他学科的医疗文书的要求是一样的，务必要做到及时、准确、完整、客观。按照医疗文件书写要求，病历及手术记录要在24小时内完成，手术同意书在手术前完成。回访记录每月1次，最少3次。

（一）医疗美容文书的制作

1. 自体脂肪移植美容同意协议书　见附录一。

2. 脂肪移植手术病历　见附录二。包括客户一般情况、过去史、现美（病）病史、体格检查、客户要求、拟定手术、麻醉记录、手术记录、术前和术中用药记录、手术同意书、检查报告单。

3. 自体脂肪移植术后注意事项　见附录三。

4. 脂肪移植术后回访记录　见附录四。

5. 肖像权使用合同书　见附录五。

（二）医学美容文书的保存

与照片保存一样首先对医疗文书进行编码、分类，按照时间、地域、姓氏来划分。时间一般以年为期，地域按省、市、区分，姓氏以姓氏笔画为序。至少备份3份，以移动磁盘为主，每年要对本年度的档案要进行光盘刻录。

三、手写医疗美容文书的格式与保存

现在医疗文件在有条件的情况下，大部分已经电子化。手写医疗文书一般仅限于需要特殊说明的或需要患者签字的。如手术同意书、麻醉同意书、各种知情同意书、肖像权使用合同书、与客户其他协议书等。这些文件因有客户签字不能电子保存，必须全部进行档案保存，而其复印件仍需电子保存。

这些需要保存的原件需要按时间、地域、姓氏来进行分类，然后要有固定的储存地点、储存工具和储存位置。要做到易寻找、不丢失、不损害、不霉变、不涂改、不伪造。按照档案管理要求,借阅这些要依照程序办理手续,除司法机关外,不准把原件带离档案阅览地点,特殊情况如需带走时,只可提供复印件。

第十二章

服务客户沟通的要点

美容手术是一个以市场为需求的特殊医疗服务,医疗机构要以市场为导向,为客户提供特殊医疗服务。客户在接受服务的同时对服务的安全、效果,特别是效果期望往往很高。甚至有些超过现有的医疗水平,所以医生与客户的沟通尤为重要。

一、客户的来源

客户的来源是多样性的,客户的来源决定了医疗机构的经营方向,有什么样的客户来源,就有什么样的经营模式。

1.品牌客户 这些客户是靠医生、医院较长时间的努力,在本行业、本区域有一定的影响力,医疗技术、医疗服务都有较好的口碑。

2.广告客户 是客户通过广告而吸引过来的客户。

3.媒介客户 是熟人、接受过服务的客户介绍过来的客户。

4.地面营销客户 是靠当地的营销员(业务员),在大型商场、商业及聚众的地方拉客(这些业务员广东叫咨客)。

5.渠道客户 是美容医疗机构与美容院、大型会所、连锁店、其他与美容关联的公司以及酒吧、夜场的有关人员合作。合作商对美容医疗机构进行宣传、推广而产生的客户的一种方式。

6.经营模式锁定的客户 是一种借助直销模式的新起的经营

方式,模式的种类非常多。是要客户交纳一定的费用,成为合作商,然后做业绩晋升,最高可成为股东。

7.网络平台及网络推广　主要有以新氧、更美、越美为主的网络平台,以百度、搜狗、腾讯为主的网络推广。

目前这几种方式是客户的主要来源,根据客户不同的来源产生了以广告为主、以渠道为主、以直销模式为主、以网络平台和网络推广为主的不同经营方式的医疗美容机构。

二、客户的需求

客户的需求是以医疗美容工作的关键,所以咨询师、设计师、医生都要围绕客户需求这个重点。如鼻子的高低、形态、长度。双眼皮的宽窄、形状等。但部分客户受年龄、经历、教育等方面的因素影响表达的方式和内容不是很清晰或不符合甚至背离了美学标准,因此要求每一个医生要与客户充分沟通,力求达到让客户坦诚、清楚、明白、接受。

1.倾听了解客户　一定要求客户要充分表达,医生不厌其烦,多给时间,客户说明白为主。

2.准确解读客户　对于客户没有表达清楚的问题要反复沟通,医生要把客户的需求复述一遍给客户听,如不清楚再复述。直到准确、明白为止。

3.纠正客户错误的想法和要求　对于客户不切合实际的要求,要耐心说服,纠正错误的想法和要求,不能做不到而空答应。更不能给客户画实现不了的饼。否则会后患无穷。

三、客户的资讯和信息

1.客户的基本情况　客户的年龄、出生地、职业这些情况都能客观地反映客户的理念、审美取向。如年龄大的人注重年轻化,年龄小的更注重美化。出生地决定了人的习俗，职业往往反应人的素质。

2.客户的性格　一般人的按行为方式性格分为5种，分别是谨小慎微型、冲动型、犹豫不决型、贪图便宜型、理智型。对于冲动型、贪图便宜型的人极容易反悔、后悔，所以一定要充分沟通，注重细节，签署有关协议，以免产生纠纷。

3.客户的家庭情况及感情状况　客户的婚姻、恋爱、异性朋友、单身及离异时间长短都对客户的性格、观念、兴趣、追求有着重要影响。离异时间长，而且单身的客户比较孤僻。异性朋友年龄差大，异性朋友的建议对客户的影响较大，所以要特别注意异性朋友对客户的影响。

4.客户的经济来源及情况　客户的经济来源非常重要，医生、咨询师、设计师要制定出与客户经济收入相匹配的方案，切记不要制定不符合客户经济收入的方案，以免造成客户的高额负担。

四、客户的信息来源及分析

医疗美容有别于其他医疗服务，是非营利以市场为导向的特殊医疗服务。医疗美容的宗旨是给客户提供服务，达到盈利的目的，避免医疗纠纷。因此让客户满意是医疗美容服务的重要一环。让客户满意不但体现在效果质量上，更体现在服务细节、设计方案、咨询方式、术后服务上。这些都来源于我们对客户信息的掌握、应用、把控。

1.客户信息的来源　渠道客户合作商是客户信息的主要提供者。熟人介绍客户，要向介绍人了解客户情况。美容院介绍的客户美容师要提供客户的有关信息。可以列表或做档案对以上4个方面的信息（客户的基本情况、性格、家庭与感情状况、经济来源及情况）进行了解。

2.网络客户及其他客户的来源　这些客户往往是第一次来医疗机构,缺乏信任感,警觉性高。这就更需要与客户多聊天,特别是生活上的话题、客户工作上的话题、兴趣上的话题、适当开一些中性的玩笑,使客户放松,和你讲真话,觉得你亲切,对你产生信任。要表现出对客户的欣赏、敬佩,而且恰到好处,不能让客户觉得你在拍马屁。如果进行顺利你可以获得所有你需要的信息。

3.认真分析客户　获得客户信息后要客观地分析信息,首先要对信息进行整理,然后对有关信息逐条进行剖析,去伪存真,如有的客户对你说不差钱、钱不是问题的时候,她(他)可能很在意钱,报价太高她(他)可能会走。

通过客户的服饰、装扮、穿衣能解读许多信息。所以咨询、设计人员一定要对市面上首饰的品质、价位有所了解,对品牌衣服要了解。客户的仪表、仪姿反映客户的修养、职业、受教育程度和品格,要注意观察。相对受教育低、修养差的客户更要尊重她们(他们),往往这些人的自尊心很强。客户的性格影响着客户的行为,要对不同性格的客户采取不同的方法,切记对那些谨小慎微、犹豫不决性格的客户没有耐心。

客户的感情生活是隐私,一般不主动问客户这些问题。如客户主动提出,说明客户对你的信赖是很高的,你和客户的沟通一定很顺畅。需要特别注意的是和客户沟通感情方面的话题:一是语言要正派,避免低俗的语言。内容要正能量,符合道德标准。二是为客户保守秘密,绝不能半点泄露。三是在情感关系上与客户保持合理距离,不要过为亲近。

客户的经济情况要通过与客户聊天,以及客户的衣着、衣饰、谈吐、职业来判断,如果客户对你非常信赖也可直接谈论,不可直接问挣多少钱这样的语言来询问。

4.正确引导客户　客户对一些医疗美容项目、技术、机构有疑问是正常现象。许多客户去医疗机构之前就在若干个其他医疗机构咨询过无数次，其他医疗机构为了营销很可能向他（她）传递过错误理念和信息，甚至贬低同行。因此要求我们做到：第一，要排除营销的干扰向客户传递正确、科学、负责任的信息。第二，不贬低任何医疗机构和同行，但必须纠正错误，纠正一些不良医疗行为不是贬低同行，而是对客户负责。第三，要有耐心，要靠我们的技术、服务、实力、医德征服客户。

5. 真情对待客户　医疗美容是面子工程，牵连到每个客户的形象，如果出现瑕疵会造成严重的后果，甚至会影响客户一生的幸福，因美容手术失败造成客户抑郁的大有人在。试想一下，客户把脸或身体托付给我们医疗机构、我们的医生，客户对我们的信任感有多强，对我们寄予了多大的希望。所以要求我们每一个从事医疗美容的人时刻提醒自己责任重如天。我们要用真心对待客户，"己所不欲勿施于人"是中国的传统美德，所以我们绝不能在客户身体上做实验性操作和用有毒副作用、伪劣产品、不合格产品，没有把握的手术及操作绝不要做。

6. 用心帮助客户　客户做美容手术的目的不尽相同。变美、变年轻是主题，一些客户还夹杂了因为感情问题、工作问题和其他问题而来，遇到这样的客户一定要注意，要耐心地开导客户，因为我们美容手术做得再好也不一定能解决这些问题。手术过后客户因为没有经历过手术，极容易产生一些恐惧、疑虑，所以需要我们一定要做好术后的服务和管理，在客户未产生恐惧、疑虑之前要安抚好客户。

7. 客户信息的保密　客户信息的保密不仅仅是个道德的问题，更是一个法律的问题，我们每一家医疗机构一定要高度重视。客户需要保密的信息不仅仅是客户的照片，还包括客户所有的信息。需要用客户的照片时，必须征得客户同意，并签署肖像授权协议。

附 录

附录一　自体脂肪移植美容同意协议书

自体脂肪移植美容同意协议书

编号：

客户姓名：		年龄：		联系电话：	
健康状况：		好	中	差	
药物过敏史：					
家庭遗传史：					
有何疾病及治疗记录：					
美容部位：					

一、自体脂肪移植美容术是目前国际上新的美容项目之一。治疗后 1～3 个月,能使皱纹减轻、皮肤紧皱、色斑淡化、面色红润等。6 个月后效果最佳,无毒副作用,无痛苦,不影响工作。

二、效果的好坏和维持时间的长短与健康状况、皮肤基础、保养条件等因素密切相关。

三、治疗后 24 小时内,不得使用洗面奶,不能用含油脂过高的化妆品和护肤品。

四、1周内尽量不吃海鲜、辣椒、牛肉等食物，不吸烟、喝酒，同时尽量避免大笑。

五、个别皮肤局部可能会有淤血，这属于正常现象，1周左右可恢复。

六、出于个体差异和现行医疗水平所限，不可能完全满足不同要求，对此请客户有清醒的认识和思想准备。

七、为了进行效果对比，客户在治疗前后需配合拍照，如不同意拍照，则治疗效果缺少对比依据，本院可以不对疗效承担任何责任。

八、治疗前后请认真阅读并遵守治疗须知，出现异常情况及时与本院取得联系，配合治疗与护理。

九、由于存在个体差异，客户美容后可保持7年左右，术后8个月时客户有需要可免费补做一次。

本人对以上情况充分了解，并同意手术方案。

客户签字：　　　　　　　　　　　　　　年　　　月　　　日

医　　生：　　　　　　　　　　　　　　年　　　月

附录二 脂肪移植手术病历

××××××医疗美容门诊

初诊：＿＿年＿＿月＿＿日　　　　复诊＿＿年＿＿月＿＿日

主诉：＿＿＿＿＿＿＿＿＿＿＿＿＿＿＿＿＿＿＿＿＿＿＿＿＿＿＿＿＿＿＿

现病史：＿＿＿＿＿＿＿＿＿＿＿＿＿＿＿＿＿＿＿＿＿＿＿＿＿＿＿＿＿

＿＿＿＿＿＿＿＿＿＿＿＿＿＿＿＿＿＿＿＿＿＿＿＿＿＿＿＿＿＿＿＿＿＿

既病史：＿＿＿＿＿＿＿＿＿＿＿＿＿＿＿＿＿＿＿＿＿＿＿＿＿＿＿＿＿

个人史：＿＿＿＿＿＿＿＿＿＿＿＿＿＿＿＿＿＿＿＿＿＿＿＿＿＿＿＿＿

＿＿＿＿＿＿＿＿＿＿＿＿＿＿＿＿＿＿＿＿＿＿,是否瘢痕体质＿＿＿＿＿

家庭病史：＿＿＿＿＿＿＿＿＿＿＿＿＿＿＿＿＿＿＿＿＿＿＿＿＿＿＿

整容史：　□以前做过　　　　□以前未做过

部位＿＿＿＿＿＿＿,医院＿＿＿＿＿＿,时间＿＿＿＿＿＿＿＿＿＿

正在服用药物：□降压药　　□降糖药　　□阿司匹林　□避孕药

□安定　□皮质激素

其他＿＿＿＿＿＿＿＿＿＿＿＿＿＿＿＿＿＿＿＿＿＿＿＿＿＿＿＿

健康状态　饮食:□良　□不良　　睡眠:□良　□不良　　烟酒嗜好:

□有　□　无其他体格检查

体温:＿＿＿＿＿＿,脉搏:＿＿＿＿＿次/分,呼吸＿＿＿＿次/分,血压＿＿＿＿

＿mmHg

身高＿＿＿＿＿cm,体重＿＿＿＿＿kg,心脏＿＿＿＿＿,双肺＿＿＿＿＿＿

腹部＿＿＿＿＿＿＿＿＿,脊柱及四肢＿＿＿＿＿＿,神经系统＿＿＿＿

专科检查：＿＿＿＿＿＿＿＿＿＿＿＿＿＿＿＿＿＿＿＿＿＿＿＿＿＿＿

＿＿＿＿＿＿＿＿＿＿＿＿＿＿＿＿＿＿＿＿＿＿＿＿＿＿＿＿＿＿＿＿＿

诊断：＿＿＿＿＿＿＿＿＿＿＿＿＿＿＿＿＿＿＿＿＿＿＿＿＿＿＿＿＿＿

处理意见：＿＿＿＿＿＿＿＿＿＿＿＿＿＿＿＿＿＿＿＿＿＿＿＿＿＿＿

＿＿＿＿＿＿＿＿＿＿＿＿＿＿＿＿＿＿＿＿＿＿＿＿＿＿＿＿＿＿＿＿＿

附录三　自体脂肪移植术后护理注意事项

自体脂肪移植术后护理注意事项

温馨提示：

1.术后常规按医生医嘱使用药物,口服或静脉用抗生素 3~5 天。

2.请保持切口清洁干燥,避免沾水及污染切口。

3.术后 1 周内尽量不吃辛辣刺激性食物、海鲜、牛羊肉等;禁忌吸烟和饮酒,术后 3 个月内禁止使用活血药物(如红糖、三七、中药煲汤等);有红、肿、痒的现象继续忌口,直至完全康复。

4.切勿剧烈运动、填充部位不能碰撞、挤压、按摩、泡热水澡、热蒸、减肥等。

5.请多休息、多进食营养食品、多吃水果。

6.自体脂肪隆胸:3 个月内忌用有钢圈的文胸,文胸要舒适、大小合适。

以上均为常规术后护理,因存在个人差异,如有特殊交代请遵医嘱。

附录四　脂肪移植术后回访记录

×××××医疗美容医院术后回访记录

回访时间	顾客姓名	电话	手术时间	手术名称	手术医生	回访内容	回访人

附录五　肖像权使用合同

肖像授权协议

甲方：

肖像使用方：××××美容医院

联系地址：×××××××××　　　　联系电话：＿＿＿＿＿＿＿

乙方：

肖像权授权方：＿＿＿＿＿　性别：＿＿＿　年龄：＿＿＿

证件号码：＿＿＿＿＿＿＿＿＿＿　　　　联系电话：＿＿＿＿＿

根据《中华人民共和国广告法》和《中华人民共和国民法通则》的有关规定，为明确肖像使用方和授权方的义务、权利关系，经双方友好协商，达成一致，协议如下（即肖像使用授权合同）：

一、乙方为肖像权人，自愿将自己的肖像权（于何时何地拍摄的何种作品，几种或几幅）授予甲方有限使用（使用肖像的形式、数量）。

二、使用形式仅限于（杂志封面、网上传播、图书报刊出版、展览、户外或图书报刊广告等）；发行范围仅限于国内（或本省、市、县或国际、某国等；使用肖像的媒体及其发行范围）。

三、肖像使用期限自＿＿＿年＿＿＿月＿＿＿日起至＿＿＿年＿＿＿月＿＿＿日止（即从正式出现于上述媒体上始，以最后一期或一张上述媒体止）。

四、甲乙双方商定，乙方在上述第一、第二、第三项的形式、范围、时间之内使用甲方肖像，乙方于拍摄完之日一次性付给甲方现金人民币（大写：　　　）元（含税）。

五、肖像授权的变更：肖像在使用期间，肖像使用方需要将肖像用于其他媒体（本合同约定的以外）上时，须事先取得肖像授权方的同意；肖像在使用期间，肖像授权方需做另外授权于他方时，必须事先征得肖像使用方的同意（指本合同第一项拍摄的肖像作品）。

六、甲方承诺将依照我国《中华人民共和国广告法》和《中华人民共和国民法通则》法律，绝不损害乙方享有的合法权益。乙方如有违反本合同之规定,将承担违约责任(可在合同中约定违约责任)。

七、甲乙双方因本协议的解释或履行发生争议,由合同仲裁机构仲裁或向人民法院提起诉讼(也可合同约定解决办法)。

八、本协议未尽事宜,经双方协议后作为本协议的补充协议。

九、本协议自双方签字之日起生效。本协议一式二份,当事人双方各执一份。

十、本协议于____年____月____日在(　　　　　　　　)签订。

十一、本协议最终解释权归×××××美容医院所有。

肖像授权人　　　　　　　　　　肖像使用单位(人)
　(签名或盖章)　　　　　　　　　　(签名或盖章)

　年　　月　　日　　　　　　　　　年　　月　　日